T0135944

Kohlhammer

Martina Junk
Anja Messing
Jan-Peter Glossmann

Angewandtes Case Management

Ein Praxisleitfaden für das Krankenhaus

Verlag W. Kohlhammer

1. Auflage 2015

Alle Rechte vorbehalten
© W. Kohlhammer GmbH, Stuttgart
Gesamtherstellung: W. Kohlhammer GmbH, Stuttgart

Print:
ISBN 978-3-17-028831-7

E-Book-Formate:
pdf: ISBN 978-3-17-028832-4
epub: ISBN 978-3-17-028833-1
mobi: ISBN 978-3-17-028834-8

Inhalt

Vorwort   9

1   Einleitung   11

2   Die Herrschaft des Chaos: Vor Einführung
    des Case Managements   13
2.1   Was läuft schief im stationären Ablauf?   15
2.2   Wie wirkt sich die fehlende Steuerung aus?   16

3   Rahmenbedingungen für das Case Management   18
3.1   Personalbedarfsplanungen   18
3.2   Strukturelle Voraussetzungen   19
3.2.1   Arbeitsplatz   20
3.2.2   Hierarchische Einordnung in die Krankenhausstruktur . . .   20
3.3   Tätigkeitsprofil des Case Managements   22
3.4   Kompetenzprofil Case Management   23

4   Die ersten Schritte zum erfolgreichen
    Case Management   25
4.1   Durchführung einer Ist-Analyse   27
4.2   Wie soll's zukünftig werden? – Erarbeitung der Ziele   30
4.3   Die Umstellung beginnt mit einem Projektplan   31
4.4   Teilprojekte   34
4.4.1   Teilprojekt 1: Einführung einer transparenten
        Terminplanung   36

4.4.2   Teilprojekt 2: Zentralisierung des Aufnahme-
        und Entlassungsprozesses   38
4.4.3   Teilprojekt 3: Information der Netzwerkteilnehmer   40
4.4.4   Teilprojekt 4: Re-Organisation des Nachsorgeprozesses . . .   41
4.4.5   Teilprojekt 5: Einführung eines Triage-Systems
        für Aufnahmen   43
4.4.6   Teilprojekt 6: Erstellung und Implementierung
        von klinischen Behandlungspfaden   45
4.4.7   Vereinbarung mit Unterschrift des Klinikdirektors
        und der Pflegedirektion   46
4.5   Bedenken der Berufsgruppen beim Aufbau
        neuer Strukturen   48

5   Prozessablauf: Was alles zur Patientenversorgung
        gehört   51

5.1   Die Aufnahme   52
5.2   Das Assessment   55
5.3   Der Versorgungsplan   56
5.4   Das Monitoring   57
5.5   Die Entlassung   58

6   Zwei Fallbeispiele aus der täglichen Praxis   61

6.1   Fallbeispiel 1   61
6.2   Fallbeispiel 2   67

7   Hilfreiche Instrumente für die alltägliche Praxis   75

7.1   Die Aufnahmekriterien in Form eines Triage-Systems   76
7.2   Ein gut ausgebautes Netzwerk   77
7.3   Das Formular »Stationäre Anmeldung«   79
7.4   Das Formular »Telefonische Gesprächsnotizen
        für stationäre Anmeldungen«   81
7.5   Der Assessment- und Verlaufsbogen in
        Papierform und elektronischer Form   84
7.5.1   Der Assessment- und Verlaufsbogen in Papierform   85

7.5.2 Der Assessment- und Verlaufsbogen in
elektronischer Form 86
7.6 Regelmäßige multiprofessionelle 360 Grad-
Fallbesprechungen 87
7.7 Vordefinierte Behandlungspfade (Clinical Pathway) 89
7.8 Die Erstellung und Pflege einer Belegungsstatistik 92
7.9 Wie ist der »Aufnahmedruck«?: Ein strategisches
Messinstrument des Case Managements 93

8 Aspekte des Arbeitsalltags im Case Management 96

8.1 Tätigkeitsschwerpunkte im Tagesablauf 96
8.2 Spannungsfeld Versorgungs- und Organisationsebene . . . 99
8.3 Unterschiedliche Dokumentationsformulare
und Medien 101
8.4 Versorgungslücken im Spannungsfeld ambulanter
und stationärer Versorgung 102
8.5 »Glanzlichter« rund ums Case Management 104

9 Auswirkungen des Case Managements aus
unterschiedlichen Blickwinkeln 108

9.1 Case Management aus oberärztlicher Perspektive 108
9.2 Case Management aus stationsärztlicher Perspektive 110
9.3 Case Management aus der Sicht des Controllings 111
9.4 Case Management aus pflegerischer Sicht 113
9.5 Case Management aus Sicht der pflegerischen
Teamleitung 115
9.6 Case Management aus Sicht der Patienten und
Angehörigen 116
9.7 Case Management aus Sicht eines Case Managements . . . 118

10 Zukünftige Herausforderungen für
das Case Management 121

10.1 Höher, schneller, weiter – Wie stark steigen die
Effizienzanforderungen im Gesundheitssystem noch? 121

10.2   Internationale Patienten   123
10.3   Ausbau der elektronischen Patientenakte (ePA)   124
10.4   Messinstrumente   125
10.5   Personalisierte Medizin   127
10.6   Alternde Gesellschaft   128
10.7   Netzwerke und Kooperationen   130
10.8   Sektorengrenzen überwinden   131
10.9   Case Management-Weiterbildung   134

11   Case Management – Mehr als nur ein Strategieentwurf! . .   **136**

Autorenverzeichnis **137**

Literatur **138**

Register **141**

Vorwort

Zum Thema Case Management wurden in letzter Zeit viele Fachbücher publiziert. Das vorliegende Werk unterscheidet sich von anderen dadurch, dass es aus der Praxiserfahrung eines aus meiner Sicht sehr erfolgreichen Modellprojekts entstanden ist.

Zu Beginn dieses Projekts bestanden im Klinikum Bedenken von eigentlich allen Seiten: Wird das Case Management den Ärzten Entscheidungsbefugnisse wegnehmen? Wird die Pflege genügend einbezogen oder kommt es zur Überlastung des Pflegepersonals auf den Stationen? Werden die Zuweiser es akzeptieren, wenn nicht mehr primär der Arzt, sondern das Case Management primärer Ansprechpartner bei der Organisation der Aufnahme oder Entlassung von Patienten ist?

All diese Bedenken haben sich schnell zerstreuen lassen. Letztlich hing aber der Erfolg dieses Case Management davon ab, dafür geeignete Personen zu finden, die von allen Berufsgruppen in einer Klinik, von den Zuweisern und vor allem von den Patienten geschätzt werden. Dies hat letztlich dazu geführt, dass dieses Case Management für die Arbeit unserer Klinik ein unverzichtbares Werkzeug geworden ist.

Das vorliegende Buch beruht also auf einer reichen, über zehnjährigen Praxiserfahrung eines erfolgreichen Case Management. Das Ziel dieses Case Management war es, alle Prozesse patientenfreundlicher und effizienter zu gestalten. Dieses Vorhaben wurde auch getriggert durch die Herausforderungen, welche die Einführung der DRG-basierten Vergütung von Krankenhausleistungen an Kliniken als wirtschaftliche Betriebe stellt. Das noch wichtigere Ziel war aber, die Zufriedenheit der

Patienten zu steigern. Schließlich ist ein effizientes Aufnahme- und Entlassungs-Management eines der Schlüsselkriterien für die Patientenzufriedenheit.

Das an Klinik I für Innere Medizin erarbeitete Konzept des Case Managements basiert auf einem Strategiepapier, das vor zehn Jahren erstellt wurde. Es wurde basierend auf den gemachten Erfahrungen kontinuierlich weiter entwickelt. Die Motivation, dieses Buch zu schreiben, basiert auf diesen Erfahrungen und dem Wunsch, eine wichtige Lücke in der Fachliteratur zu füllen. Der Leitgedanke ist es, Praxis-relevante Lösungen zur Umsetzung des Case Managements zu beschreiben. Dieses Ziel umzusetzen, ist den Autoren hervorragend gelungen.

Ich wünsche diesem hervorragenden Buch die erfolgreiche Verbreitung, die es verdient. Den Lesern wünsche ich viele Anregungen und Ideen für die tägliche Arbeit, sowie Freude bei der Lektüre dieses Buches.

Köln, Oktober 2014

Univ.-Prof. Dr. med. Michael Hallek
Direktor der Klinik I für Innere Medizin der Uniklinik Köln

1 Einleitung

Fachbücher zu Case Management gibt es bereits in ausreichender Zahl. Warum also nun dieses weitere Werk? Aus unserer Sicht fehlte noch ein Buch mit starkem Praxisbezug, das sich vor allem mit der Frage »Wie mache ich das?« auseinandersetzt. Die Inhalte des Buches basieren auf zehn Jahren praktischer Erfahrung. Im Jahr 2004 entschloss sich der Vorstand des Universitätsklinikums Köln, neue Wege im Bereich der stationären Versorgung zu gehen. Ziel war, die Prozesse patientenfreundlicher, effektiver und effizienter zu gestalten. Mit angestoßen wurde dieser Entschluss auch durch das damals neue DRG-Entgeltsystem als wirtschaftliche Herausforderung. Zu den umgesetzten Neuerungen gehörte auch die schrittweise und flächendeckende Einführung eines Case Managements. Begonnen wurde unter anderem in unserer internistischen Abteilung, der Klinik I für Innere Medizin unter der Leitung von Herrn Prof. Dr. med. Michael Hallek.[1] Der damals entwickelte Strategieentwurf des Case Managements wurde in den vergangenen zehn Jahren kontinuierlich weiter entwickelt. Während dieser Zeit ergab sich immer wieder in zahlreichen Gesprächen mit Kollegen und Hospitanten die zentrale Frage, wie Case Management praktisch umgesetzt wird? Wir, die Autoren, waren von Anfang an aus unterschiedlicher Perspektive an der praktischen Umsetzung beteiligt: als Case Managerin der ersten Stunde, als Krankenschwester und als Stationsarzt. Unsere Idee und Motivation war es, die Lücke mit diesem Buch zu füllen. Entspre-

---

1 Schwerpunkte der Abteilung sind: Hämatologie, Onkologie, klinische Infektiologie, klinische Immunologie, Hämostaseologie und internistische Intensivmedizin.

chend stellen wir auch nicht den Anspruch auf Vollständigkeit des hier vorliegenden Werkes. Der rote Faden, der sich durch dieses Buch zieht, ist der Weg der praktischen Umsetzung von Case Management basierend auf unseren Erfahrungen. Entsprechend beginnt das Buch gleich im Anschluss an diese Einleitung mit einer – sicherlich scharf zugespitzten – Situationsbeschreibung im Krankenhaus vor Einführung eines Case Managements (»Herrschaft des Chaos«). Danach führen wir den Leser durch vorbereitende Prozesse wie beispielsweise Ist- und Soll-Analyse und verdeutlichen diese anhand eines Projektplans. Die darauf folgenden Kapitel zur Umsetzung sind unter anderem ergänzt durch Beispielvorlagen für Behandlungspfade, Zuweisungskriterien-Listen und Assessment-Bogen. Zusätzlich verdeutlichen zwei ausführliche Fallbeispiele aus der Praxis die Probleme und Chancen bei der Einführung eines Case Managements. Der ursprüngliche Strategieentwurf ist inzwischen sicherlich umgesetzt. Allerdings ist die Entwicklung im Case Management längst nicht beendet. Im letzten Teil dieses Buches haben wir die Auswirkungen und die zukünftigen Herausforderungen des Case Managements aus verschiedenen Blickwinkeln beleuchtet.

2 Die Herrschaft des Chaos: Vor Einführung des Case Managements

Der klassische (Irr-)Weg des Patienten vor Einführung eines Case Managements beginnt bereits vor der Aufnahme mit einem Mosaik von verschiedensten Kontaktwegen. Interne und externe zuweisende Ärzte, Patienten und Angehörige richten ihre telefonischen Anfragen an unterschiedliche Kontaktstellen wie z. B. Ärzte, Pflegende, Ambulanzmitarbeiter oder Sekretariate. Die Terminierung der stationären Aufnahmen wird dezentral auf den einzelnen Stationen koordiniert. Die telefonischen Anfragen der Zuweiser landen eher nach dem Zufallsprinzip als zielgerichtet bei einem Facharzt im Haus. Oftmals werden dann die Anamnese und Behandlungsziele der Patienten telefonisch besprochen, ohne dass diese Informationen transparent für alle festgehalten werden. Häufig wird die Indikation für eine stationäre Behandlung gestellt und ein Termin zur Aufnahme vereinbart, die weiteren Stellen werden aber nicht informiert. Am Tag der Aufnahme kommen die Patienten auf Station, es fehlen jedoch feste Ansprechpartner von pflegerischer oder ärztlicher Seite. Nicht selten müssen die ohnehin verunsicherten Patienten viel Zeit im Wartebereich verbringen und wissen nicht, wie es weiter geht. Die Zuständigkeit ist nicht geklärt, der Arzt gerade nicht da und das Zimmer noch belegt.

Andere organisatorische Schwächen wirken sich hier erschwerend aus. Beispielsweise wird die Zahl der freiwerdenden Betten erst im Laufe des Vormittags, meist nach der ärztlichen Visite, ermittelt. Was aus betriebswirtschaftlicher Sicht undenkbar ist, tritt in vielen Fällen ein: Ist am Mittag kein Patient zur stationären Aufnahme angemeldet oder nicht einbestellt, bleiben die freien Betten unbelegt. Verzögert wird die tatsächliche Aufnahme durch weitere administrative Schritte. Viel wertvolle Zeit geht beispielsweise zur Klärung der Aufnahmemodalitäten wie die administrative Anmeldung seitens der Pflegenden und die Überprüfung der medizinischen Unterlagen auf Vollständigkeit verloren. Das wichtige ärztliche und pflegerische Aufnahmegespräch verzögert sich bis in den Nachmittag oder Abend. An sich planbare Untersuchungen und Therapiekonzepte werden regelmäßig erst während des stationären Aufenthalts festgelegt und verlängern somit die Verweildauer. Damit kommen auch die weiteren Planungsschritte bis hin zur Entlassung immer mehr in zeitlichen Verzug. Die nachstationäre Versorgung wird häufig erst am Entlassungstag besprochen. Nicht selten verlängert sich der Aufenthalt um mehrere Tage, da die pflegerische Unterstützung für zu Hause erst geplant und organisiert werden muss. Die vom ärztlichen oder pflegerischen Team angeforderte Planung und Organisation der häuslichen Versorgung muss der ausgelastete Sozialdienst alleine bewerkstelligen und nicht – wie heute eigentlich Standard – ein spezialisiertes Team bestehend aus dem Überleitungsmanagement, Sozialdienst und Case Management. Die unter Zeitdruck durchgeführte

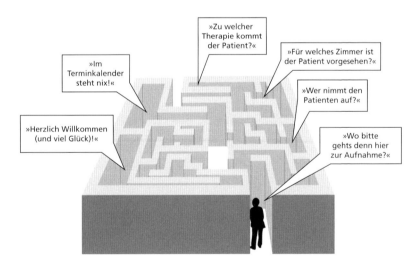

Abb. 2.1: Stationäre Anmeldung eines Patienten vor Einführung eines Case Managements
Quelle: Eigene Darstellung.

Entlassung der Patienten hat nicht selten eine ungeplante Wiederaufnahme zur Folge (»Drehtüreffekt«). Die häufigsten Gründe für die Wiederaufnahme der Patienten liegen in einer unzureichenden Versorgungsplanung für das häusliche Umfeld und überlasteten Angehörigen, die nicht in die »Entlassungsplanung« mit einbezogen werden.

2.1 Was läuft schief im stationären Ablauf?

Das oben beschriebene Chaos herrscht typischerweise in Krankenhäusern vor Einführung eines effizienten Case Managements. Häufig beobachtet man folgende Konstellationen, die dem Einen oder Anderen sicherlich bekannt sein werden:

Die Terminierung der Aufnahmen erfolgt dezentral und ohne stationsübergreifende Koordination. Beispielsweise bestellen Ärzte telefonisch Patienten ein, ohne die Bettenkapazität zu kennen. Dadurch kommt es immer wieder zu Engpässen und Patienten müssen im schlimmsten Fall wieder nach Hause geschickt werden.

Die interdisziplinären Abläufe und Zuständigkeiten sind nicht klar definiert. Wird beispielsweise bei der Visite der Beschluss gefasst, den Sozialdienst einzuschalten und die Zuständigkeiten sind nicht geklärt (»Wer sorgt sich um die Anforderung des Dienstes?«), besteht das Risiko, dass der Sozialdienst entweder gar nicht eingeschaltet oder gleich mehrfach bestellt wird. Entweder fehlt ein Aufnahme- und Entlassungsmanagement gänzlich, oder dieses ist nur rudimentär implementiert. In solchen Fällen erfahren der Patient, die Angehörigen und das restliche Team schlimmstenfalls erst am letzten Tag von der Entlassung. Es kommt zu Verzögerungen (z. B. fehlt der Entlassungsbrief noch) und zu Versorgungseinbrüchen (z. B. die notwendige Unterstützung für zu Hause wurde nicht eingeleitet). Die Behandlungsplanung des Patienten ist nicht transparent dokumentiert und kommuniziert. Häufig ist zwar dem Stationsarzt die geplante Behandlung klar, aber nicht den weiteren Schnittstellen wie beispielsweise Pflegeteam, Sozialdienst und psychoonkologischem Dienst. Als Folge des Informationsdefizits herrschen Unzufriedenheit und das Gefühl, nicht professionell arbeiten zu können, vor. Das bestehende EDV-System inklusive elektronischem Kalender wird nicht konsequent für die Kommunikation und Planung genutzt. Nicht selten hat die Station im Arztzimmer einen Tischkalender, in dem die geplanten Aufnahmen der Station handschriftlich eingetragen werden. Für ein effizientes Aufnahmemanagement ist dies allerdings kontraproduktiv und erlaubt keine stationsübergreifende Planung. Arbeitsabläufe der Berufsgruppen sind nicht aufeinander abgestimmt. Ein Paradebeispiel hierfür sind die nicht abgestimmten Prioritäten der Teams. Beispielsweise entscheidet sich das Ärzteteam früher als geplant zur Visite, während das Pflegeteam noch mit der Versorgung der Patienten beschäftigt ist. Automatisch kommt es zu Informationsverlusten auf beiden Seiten, da eine gemeinsame Visite nicht stattfindet. Klinische Behandlungspfade mit Zielgrößen wie z. B. mittlerer Verweildauer sind nicht vorhanden oder werden nicht konsequent umgesetzt. Ohne Pfade müssen die interdisziplinären Abläufe, Zuständigkeiten und Interventionen bei der Versorgung typischer Krankheitsbilder immer wieder von Grund auf neu festgelegt werden. Die gezielte Steuerung der Verweildauer steht nicht im Vordergrund. Häufig wird die Bettenkapazität nicht ausgenutzt und Entlassungen verzögern sich ohne medizinischen Grund.

2.2 Wie wirkt sich die fehlende Steuerung aus?

Das Fehlen eines Case Managements hat weitreichende Auswirkungen. Aufgrund unklarer Zuständigkeiten kommt es zur Mehrfachbefragung der Patienten bereits am Aufnahmetag durch Pflegende, Ärzte und Administration. Dadurch wird dem Patienten und Angehörigen die Verantwortung aufgebürdet, alle Behandlungsbeteiligten wiederholt umfassend zu informieren. Nicht abgestimmte Arbeitsabläufe führen häufig zu doppelten Anmeldungen von Untersuchungen und im schlimmsten Fall zu Doppeluntersuchungen. Auch führt die fehlende Steuerung zu unzureichender Auslastung der Bettenkapazität, längerer Verweildauer, höheren Kosten und effektiv zu einer relativen Erlösminderung. Ein unzureichendes Entlassungsmanagement führt zu nachstationären Versorgungsproblemen und in der Folge zu ungeplanten Wiederaufnahmen. Die hohe Anzahl von ungeplant wiederkehrenden Patienten erschwert wiederum die Aufnahme von elektiv geplanten Aufnahmen und kann z. b. durch Fallzusammenlegungen finanzielle Verluste verursachen. Diese Ablaufstörungen wirken sich letztendlich auch negativ auf das Vertrauen und die Zufriedenheit der Patienten und Angehörigen im Krankenhaus aus. Seit der Gesundheitsreform 2000 mit der Einführung eines deutlich leistungsorientiererem Vergütungssystems und dem »Aus« für tagessatzorientiertes Denken haben sich die Rahmenbedingungen ökonomisch, gesetzlich, demografisch, strukturell und soziokulturell maßgeblich verändert. Um den stetig steigenden Kostendruck der Erlössteigerung, der Kostensenkung und dem Wettbewerb um Patienten und Zuweiser stand zu halten und dabei gleichzeitig qualitativ hochwertige Leistungen zu erbringen, wird von allen Krankenhäusern ein Umdenken sowohl auf organisatorischer als auch auf struktureller Ebene gefordert. Die oben beschriebenen Probleme und deren Auswirkungen können sich die Krankenhäuser als leistungs- und betriebswirtschaftlich orientierte Unternehmen längerfristig nicht mehr leisten. Prozessoptimierung, Umstrukturierung, Restrukturierung, Schließung und Sanierung sind nur einige Schlagwörter, die in den letzten Jahren in den Krankenhäusern das Geschehen bestimmen, um den Krankenhaussektor effektiver und effizienter zu gestalten. Eine konstruktive und zukunftsweisende Lösung im Rahmen der Umstrukturierung ist die Einführung von Case Management.

3 Rahmenbedingungen für das Case Management

Bevor die ersten Schritte der Umsetzung wie beispielsweise die Konzepterstellung eingeleitet werden, sollten einige zentrale Eckdaten erhoben und personelle und strukturelle Voraussetzungen geschaffen werden. Dazu gehören eine Personalplanung, die Klärung der räumlichen Unterbringung, die Einbindung ins hierarchische Gefüge, die Tätigkeitsbeschreibung des zukünftigen Aufgabengebietes sowie die Beschreibung der erwarteten Kompetenzen.

3.1 Personalbedarfsplanungen

Hier sollten die personellen Voraussetzungen festgelegt werden, die zur Einführung eines Case Managements notwendig sind. Case Management ist im deutschen Gesundheitssystem ein recht junges Berufsfeld. Daher liegen bisher keine umfassenden Daten zur Personalbedarfsplanung vor. Grundsätzlich orientiert sich die Personalplanung am Umfang der zu erfüllenden Aufgaben und Tätigkeiten (▶ Kap. 3.3).

> Tipp: Zuerst werden Tätigkeiten und Voraussetzungen zur Erfüllung der Aufgaben festgelegt, danach erfolgt die Personalbedarfsplanung!

Folgende Aspekte sind bei der Bedarfsanalyse zu berücksichtigen:

- Die Anzahl der Aufnahmen pro Tag
- Die Dauer des Aufnahmegesprächs und des Assessments
- Die Dauer der Übergabe pro Patient
- Die Anzahl und Dauer der Telefonate pro Tag
- Der Zeitaufwand der Bettenkoordination
- Der Zeitaufwand für die Organisation von den unterschiedlichsten Untersuchungen
- Der Zeitaufwand für das Monitoring der Patienten während des stationären Aufenthalts
- Der Zeitaufwand für die Teilnahme an Team- und Fallbesprechungen
- Der Zeitaufwand für die Netzwerkpflege
- Der Zeitaufwand für die Erhebung von Statistiken

Der geschätzte Patientenumsatz und der Umfang der Tätigkeiten erlauben eine Personalbedarfsermittlung. Die Mindestbesetzung sollte immer ein Case Manager inklusive Vertretung pro Fachbereich sein. Es ist wichtig, dass die Position Case Management kontinuierlich besetzt ist. Ist dies nicht möglich, so kann die Umsetzung des Projekts ernsthaft gefährdet sein und der Misserfolg ist vorprogrammiert. Welche Berufsgruppe (Arzt, Pflege, Sozialdienst etc.) die Position des Case Managements einnimmt, kann krankenhausindividuell unterschiedlich ausfallen. Erfahrungsgemäß wird die Position von erfahrenen Pflegekräften besetzt, da insbesondere die pflegerischen neben den medizinischen Problemen im Vordergrund stehen.

3.2   Strukturelle Voraussetzungen

Zwei zentrale Fragestellungen sollten im Vorfeld immer geklärt werden: Wie ordnet man das Case Management in Hinblick auf die Klinikhierarchie ein und wo befindet sich der zukünftige Arbeitsplatz?

19

3.2.1 Arbeitsplatz

Neben dem notwendigen Personal ist es erforderlich, dass das Case Management einen räumlich getrennten und gleichzeitig nahe an der stationären Versorgung gelegenen Arbeitsplatz hat. Die Nähe zur Patientenversorgung ist für die Tätigkeit unbedingt nötig, denn nur so kann das Aufnahmegespräch und Assessment der Patienten und Angehörigen in persönlicher Atmosphäre gestaltet werden. Weitere Vorteile der Vor-Ort-Präsenz sind die schnellen Kommunikationswege innerhalb des Behandlungsteams und die bessere Prozesssteuerung.

Der Arbeitsplatz sollte folgende Mindestausstattung umfassen:

- Schreibtisch mit Bürostuhl
- Mindestens zwei Stühle für Gesprächsteilnehmer
- Stauraum für Akten
- Technische Infrastruktur wie Computer mit Internetzugang, Multifunktionsdrucker, Telefonanlage bestehend aus Festnetz- und Mobilgerät sowie ein Personensuchgerät (Pager)
- Büromaterial

3.2.2 Hierarchische Einordnung in die Krankenhausstruktur

Vor Einführung des Case Managements sollten die hierarchischen Strukturen vom klinischen Vorstand festgelegt und im Klinikorganigramm abgebildet werden. Es muss fachübergreifend geklärt sein, wie das Case Management organisatorisch eingebunden ist und wer welche Weisungsbefugnisse hat. Eine Möglichkeit ist, das Case Management als Stabstelle der Pflegedirektion zu unterstellen (▶ Abb. 3.1 Variante A). Je nach Mitarbeiteranzahl untersteht der Pflegedirektion eine zwischengeschaltete Case Management Leitung, die im Auftrag der Direktion handelt. Der Klinikdirektor der jeweiligen Abteilung besitzt die Weisungsbefugnis in medizinisch-fachlichen Angelegenheiten. Eine weitere Möglichkeit ist, das Case Management direkt dem Klinikdirektor zu unterstellen (▶ Abb. 3.2 Variante B). Grundsätzlich gilt, dass über-

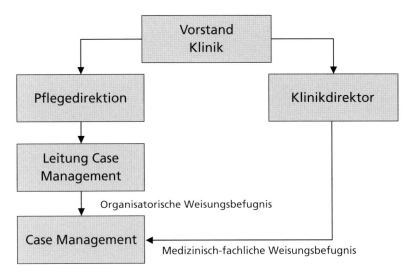

Abb. 3.1: Variante A: Weisungsbefugnis aufgeteilt zwischen Pflege und ärztlicher Leitung (Klinikdirektor)
Quelle: Eigene Darstellung.

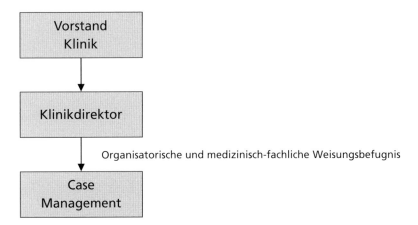

Abb. 3.2: Variante B: Gebündelte Weisungsbefugnis der ärztlichen Leitung (Klinikdirektor)
Quelle: Eigene Darstellung.

21

sichtliche und eindeutige Strukturen in der Regel die Kommunikation nach »oben« vereinfachen, weniger Schnittstellenmanagement bei Absprachen erforderlich machen und damit Kompetenzgerangel reduziert.

3.3 Tätigkeitsprofil des Case Managements

Das Tätigkeitsprofil des Case Managements wird in der Regel vom ärztlichen Direktor und der Pflegedirektion verabschiedet. Aus dem Tätigkeitsprofil ergibt sich bereits eine Richtungsvorgabe für die Konzepterstellung. In enger Kooperation mit dem Klinikdirektor findet in der Regel eine Anpassung für die jeweilige Fachabteilung statt. Die Tätigkeiten müssen klar definiert, für alle Prozessbeteiligten bindend und transparent sein. Tätigkeiten des Case Managements können beispielsweise sein:

- Das Case Management ist Ansprechpartner für alle internen und externen Anfragen bezüglich stationärer Aufnahmen.
- Die Terminierung der Aufnahmen erfolgt nach Aufnahmekriterien = G-AEP-Kriterien (German appropriate evaluation protocol). Sie bilden die Grundlage für die Beurteilung der Notwendigkeit einer stationären Behandlung.
- Die Datensammlung und Feststellung des Versorgungsbedarfes des Patienten ermittelt das Case Management anhand eines Assessments.
- Das Case Management koordiniert die Bettenvergabe nach Bedarf und Dringlichkeit.
- Das Case Management begleitet kontinuierlich den Behandlungsprozess, um Veränderungen im Versorgungsbedarf frühzeitig zu erkennen.
- Der Versorgungsplan wird vom Case Management unter Berücksichtigung der Ziele, des Bedarfs, des geplanten Entlassungszeitpunkts und der Verantwortlichkeit erstellt.
- Das Case Management monitored den Versorgungsverlauf.

- Die Organisation und Koordination von Diagnostik und Therapie erfolgt nach ärztlicher Anordnung durch das Case Management.
- Das Case Management verantwortet das Entlassungsmanagement gemeinsam mit dem Behandlungsteam.
- Das Case Management überprüft den Versorgungsprozess regelmäßig z. B. auf Vollständigkeit des poststationären Unterstützungsbedarfs.
- Das Case Management wirkt bei der Erstellung von Behandlungspfaden für die zehn wichtigsten Diagnosen (ICD-10) und Prozeduren (OPS) mit.
- Das Case Management achtet auf eine medizinisch optimale Verweildauer.
- Das Case Management erstellt monatliche Erhebungen und Belegungsstatistiken.

3.4 Kompetenzprofil Case Management

Ist das Tätigkeitsprofil ermittelt, so ergeben sich daraus die verschiedenen Anforderungen für die Mitarbeiter des Case Managements. Die Fähigkeiten und Kompetenzen werden zur Aufgabenerfüllung benötigt und sollten im Profil enthalten sein.

> Tipp: Das Tätigkeitsprofil ist die Grundlage für das Kompetenzprofil. Das Kompetenzprofil ist die Grundlage für die Stellenbeschreibung!

Das Kompetenzprofil umfasst:

- Organisations- und Kommunikationsgeschick
- Sozialkompetenz und Teamfähigkeit
- Fach- und Sachkompetenz
- Kreativität, Überzeugungskraft und Eigeninitiative

- Zusammenführen von Patientenorientierung und ökonomischen Interessen
- Offenheit für Umstrukturierungsprozesse und Reorganisationen
- Qualitätsbewusstsein, gute Kenntnisse über Abrechnungsmodalitäten
- Kenntnisse im Umgang mit modernen Kommunikationsmitteln und EDV
- Der Position entsprechendes professionelles Auftreten

Weitere Anforderungen sind in der Abbildung 3.3 aufgeführt.

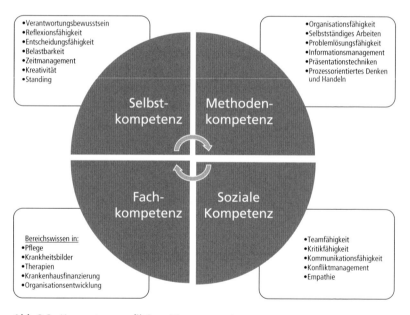

Abb. 3.3: Kompetenzprofil Case Management
Quelle: Eigene Darstellung.

4 Die ersten Schritte zum erfolgreichen Case Management

Case Management ist ein effektives und effizientes Instrument, die Behandlungsprozesse der Patienten zu verbessern. Allerdings sollten die Prioritäten und Aufgaben immer an die Gegebenheiten der jeweiligen Klinik oder Abteilung angepasst werden. Dabei sollte man nicht der Versuchung erliegen, große Abstriche zu machen und beispielsweise das Case Management lediglich zur Verweildauer-Optimierung einsetzen zu wollen. Im ersten Schritt muss deswegen das passende Konzept mit den Ärzten, den Teamleitungen der Stationen, dem Pflegepersonal und dem Klinikdirektor diskutiert und entwickelt werden. Grundvoraussetzung für eine erfolgreiche Implementierung eines Case Managements ist die volle Unterstützung insbesondere durch den Klinikdirektor sowie Offenheit und Kooperationsbereitschaft bei allen beteiligten Teams. Beziehen sich die zukünftigen Aufgaben nur auf einen oder zwei Aspekte (z. B. Terminierung im OP-Plan), so ist fraglich, ob hier von Case Management gesprochen werden kann. Sind diese Voraussetzungen gegeben, ist der nächste große Schritt die Ermittlung der Ist-Situation im Rahmen einer Ist-Analyse. Sind erst einmal die haus- und abteilungsspezifischen Probleme im Rahmen einer Ist-Analyse identifiziert, werden die passenden Lösungsmöglichkeiten erarbeitet und diese Schritt für Schritt mittels eines Projektplans umgesetzt. Auch nach Implementierung des Case Managements muss der Dialog auf allen Ebenen weiter aufrecht erhalten bleiben, um kontinuierlich diesen Prozess zu verbessern und an aktuelle Entwicklungen anzupassen.

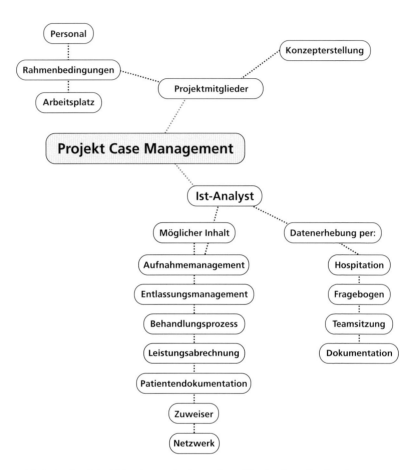

Abb. 4.1: Eine Mind Map kann ein sinnvolles Hilfsmittel zur Strukturierung von Projekten sein
Quelle: Eigene Darstellung.

4.1 Durchführung einer Ist-Analyse

Bei der Ist-Analyse wird die aktuelle Situation in der Krankenversorgung im stationären Bereich analysiert. Die Datenerhebung für die Analyse kann per Fragebogen, Beobachtung und/oder Hospitation mit anschließender Dokumentation erfolgen. Gerade die Hospitation bietet besondere Vorteile: Zum einen versteht man die Prozesse wesentlich besser, wenn man sie selbst vor Ort erlebt und mitarbeitet, zum anderen können hier schon künftige Kontakte aufgebaut und gepflegt werden. Man begegnet sich außerdem »auf Augenhöhe« und zeigt ein fundiertes und wertschätzendes Interesse an den Prozessen und Problemen sowie an dem Team. Die Inhalte, die bei der Ist-Analyse betrachtet werden, können variieren. Im Folgenden sind einige mögliche Themenbereiche beispielhaft aufgeführt und in Form von Fragen formuliert.

Wie läuft die stationäre Aufnahme ab?

Im Bereich Aufnahmemanagement sollte der gesamte Aufnahmeprozess sowie die eingesetzten Hilfsmittel wie z. B. Terminbücher analysiert werden. Folgende Fragen können helfen, den Prozess besser zu verstehen:

Wie ist die Terminvergabe für stationäre Aufnahmen organisiert? Gibt es Prioritäten bezüglich der Patientenaufnahme? Haben beispielsweise Patienten aus der Notaufnahme eine höhere Priorität als elektive Patienten? Welche Hilfsmittel wie z. B. Kalender im Arztzimmer kommen zum Einsatz? Wer bestellt den Patienten am Aufnahmetag ein? Gibt es feste Aufnahmezeiten? Gibt es Wartebereiche für ankommende Patienten und Angehörige? Wer empfängt den Patienten und die Angehörigen auf Station? Wer kümmert sich um die administrativen Angelegenheiten? Wie läuft die Aufnahme am Aufnahmetag ab? Wer führt das Aufnahmegespräch? Wird ein Aufnahmeprotokoll erstellt? Werden die neu aufgenommen Patienten in ihr Zimmer begleitet? Wer bereitet die Akten und Kurven vor? Wer ist für die Zimmeraufbereitung zuständig?

Wie lange ist die Wartezeit zwischen Ankunft des Patienten und dem ersten Arztkontakt/-gespräch? Wer meldet notwendige Untersuchungen an? Wer kontaktiert weitere Professionen wie Sozialdienst und Überleitungsmanagement?

Wie ist der Behandlungsprozess organisiert?

Hier sollte bei der Ist-Analyse ein Bild davon entstehen, wie die Behandlungsverläufe organisiert sind: Bestehen Behandlungspfade für z. B. die wichtigsten Krankheitsbilder? Sind die Behandlungsabläufe auf allen Stationen der Abteilung gleich? Werden die Patienten und Angehörige ausreichend über den anstehenden Behandlungsverlauf informiert? Sind die Behandlungsabläufe für alle Beteiligten transparent, um Doppeluntersuchungen und Mehrfachbefragungen zu vermeiden? Wo sind die eventuell vorhandenen Standards hinterlegt? Steht ein Pflegeleitfaden zu Verfügung? Wie werden neue Abläufe im Behandlungsteam kommuniziert? Wie wird berufsübergreifend kommuniziert?

WO wird WAS dokumentiert?

Im Zeitalter der elektronischen Patientenakte finden sich häufig noch Mischformen von Papier- und EDV-Dokumentation: In welcher Form werden die Patientenverläufe dokumentiert? Welche Berufsgruppe dokumentiert was, wie, wo und mit welchen Hilfsmitteln? Welche Daten werden elektronisch und welche eventuell noch auf Papier erfasst? Wer heftet die schriftlichen Befunde ab? Wo werden die Akten von entlassenen Patienten kurzfristig hinterlegt und langfristig archiviert? Wie sind die Zugriffsrechte bei der elektronischen Dokumentation verteilt? Existiert ein elektronisches Terminbuch, das für alle einsehbar ist?

Wird die Entlassung (schon) gemanaged?

Beim Entlassungsmanagement stehen Fragen im Vordergrund, die sich mit dem Tag der Entlassung und der Organisation der Weiterversorgung des Patienten nach Entlassung beschäftigen: Beginnt die Entlassungsplanung bereits am Tag der Aufnahme oder am letzten stationären Tag? Wer ist für die Planung primär verantwortlich? Wie wird die Entlassungsplanung an alle Beteiligten kommuniziert? Werden der Patient und die Angehörigen mit in die Entlassungsplanung eingebunden? Wird ein Arztbrief bereits im Rahmen der Entlassung dem Patienten mitgegeben? Gibt es festgelegte Zeiten, wann das Patientenzimmer geräumt sein muss? Wer organisiert die Wiederaufnahme bzw. die anschließende ambulante Behandlung? Wer organisiert die anschließende Rehabilitation oder die häusliche Versorgung?

Wie erfolgt die Leistungsabrechnung?

Bei der Leistungsabrechnung gibt es viele verschiedene Wege, wie die Leistungen dokumentiert und abgerechnet werden. Der Bereich der Leistungsabrechnung ist auch für Case Management relevant und erfordert ein Verständnis der Prozesse: Wie ist die Kodierung von Leistungen organisiert? Sind Ärzte und/oder Pflege verantwortlich? Gibt es hauptamtliche Kodierer? Wer gibt die Aufnahmediagnose innerhalb von 24 Stunden in das Krankenhaus-Informations-System (KIS) ein? Wer gibt die Fälle nach der Kodierung zur Abrechnung frei?

Wer sind die internen und externen Zuweiser?

Die Zuweiserpflege spielt für ein effizientes Case Management eine zentrale Rolle. Hier sollte man sich im Rahmen der Ist-Analyse ein erstes umfassendes Bild davon verschaffen, wer die Patienten zuweist. Wer sind die Hauptzuweiser von extern und von intern? Existiert eine Zuweiserliste mit den wichtigsten Kontaktdaten und Statistiken darüber, wer wie viele Patienten überweist? Wie findet die Kontaktaufnahme zum Krankenhaus durch die Zuweiser statt (Fax/E-Mail/Telefon)? Wo laufen Anrufe von Zuweisern auf? Liegt den Zuweisern ein fester Ansprechpartner mit Kontaktdaten vor? Wie und durch wen erhalten die Zuweiser Feedback bezüglich des aktuellen Verlaufs ihrer Patienten?

Welche internen und externen Leistungserbringer sind wichtig?

Welche internen und externen Dienstleistungen werden von der Station aus in Anspruch genommen (z. B. Radiologie, externe Apotheken, ambulante Pflegedienste etc.)? Liegen zu allen Dienstleistern feste Ansprechpartner und Kontaktdaten vor? Wie wird jeweils kommuniziert (Fax/E-Mail/Telefon)? Gibt es eine gemeinsame Kommunikationsplattform zwischen Zuweiser und Krankenhaus? Wird eine Kooperation mit den Zuweisern konsequent genutzt?

4.2 Wie soll's zukünftig werden? – Erarbeitung der Ziele

Aus der Ist-Analyse ergeben sich die Handlungsfelder für die Einführung eines Case Managements. Vorweg sollten die wesentlichen Ziele eines Soll-Zustands gemeinsam mit einer Arbeitsgruppe erarbeitet werden. Typische Ziele wären:

- Das Case Management wird in der Klinik akzeptiert, ist eingeführt und wird nach Ablauf des Projekts dauerhaft genutzt.
- Die Zufriedenheit von Patienten und Angehörigen wird durch konsequenten Informationsaustausch verbessert.
- Die Patienten und Angehörigen haben von der Aufnahme bis zur Entlassung durch das Case Management einen festen Ansprechpartner.
- Es erfolgt eine übergreifende Fall- und Systemsteuerung durch das Case Management.
- Die interne Organisation ist durch Umstrukturierung der bestehenden Aufgaben verbessert.
- Die Kommunikation ist durch kontinuierlichen Austausch mit internen und externen Zuweisern optimiert.
- Das stationäre Personal wird durch klar definierte Aufgaben des Case Managements entlastet.

- Durch optimierte Prozesse wie z. B. implementierte Behandlungspfade werden die Verweildauer reduziert und Fallzahlen gesteigert.
- Durch verbesserte und zentralisierte Dokumentation ist die Transparenz erhöht.

Da Case Management im Wesentlichen ein Netzwerk mit Kontakten zu beteiligten Berufsgruppen bedeutet, muss dieses Netzwerk ebenfalls erst einmal aufgebaut und dann entsprechend gepflegt werden. Primär sind sicherlich enge Kontakte zu z. B. Überleitungsmanagement und Sozialdienst essentiell. Darüber hinaus gibt es in Abhängigkeit vom Patientenspektrum viele sekundäre Kontakte herzustellen.

4.3 Die Umstellung beginnt mit einem Projektplan

Die Ist-Analyse sollte die krankenhausindividuellen Probleme zu Tage gefördert haben, die nun durch die Einführung des Case Managements optimiert werden soll. Der angestrebte Soll-Zustand als Überbau ist ebenfalls erarbeitet. Im nächsten Schritt sollte eine interdisziplinäre Arbeitsgruppe oder Projektkernteam einen Projektplan erstellen. Dieser verdeutlicht Schritt für Schritt in Form von Teilprojekten, wie ein Case Management etabliert werden kann. Die Teilprojekte sollten jeweils in einzelne Arbeitspakete unterteilt sein und möglichst immer mit einer Deadline versehen sein.

Die Arbeitsgruppe, das sogenannte Projektkernteam, sollte erfahrene Vertreter der unterschiedlichen Professionen und verschiedene Hierarchieebenen umfassen. Eine solche Gruppe wird von einer verantwortlichen Projektleitung geführt und kann beispielsweise bestehen aus den zukünftigen Case Managern, dem Chefarzt der Klinik, einem Oberarzt, einem oder mehreren Stationsärzten, einer Teamleitung aus der Pflege, einem Mitarbeiter aus dem Sozialdienst und Überleitungsmanagement sowie einem Stellvertreter aus der Pflegedienstleitung. Die Zusammen-

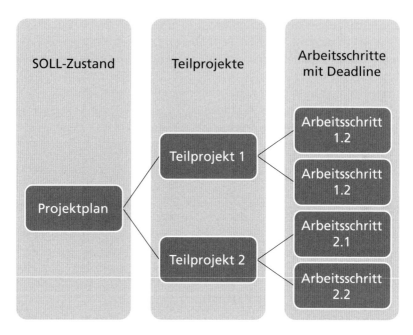

Abb. 4.2: Aufteilung des Projektplans über Teilprojekte in Arbeitsschritte
Quelle: Eigene Darstellung.

setzung der Gruppe kann nach Belieben variiert werden, wichtig ist jedoch, dass das Team Entscheidungen treffen und umsetzen kann. Nachdem das Projektkernteam und deren Vertretungen namentlich feststehen, wird die erste Sitzung, die sogenannte Auftaktsitzung, von der Projektleitung organisiert. In der Auftaktsitzung wird das Projekt grob in Teilprojekte und Arbeitspakete aufgeteilt. Danach werden die einzelnen Aufgaben konkretisiert, Deadlines geplant und jeweils ein verantwortliches Projektmitglied bestimmt. Zu Beginn sollte festgelegt werden, in welchem Rhythmus die zukünftigen Sitzungen stattfinden sollen. Im Idealfall finden die Sitzungen immer am gleichen Ort und zur gleichen Zeit statt. Es empfiehlt sich, die Protokollführung klar zu regeln. Hierfür eignet sich insbesondere die Projektleitung, bei der ohnehin alle Fäden zusammen laufen sollten. Ein E-Mail-Verteiler für alle Projektmitglieder ist ebenfalls unverzichtbar. So werden jedem Projektmitglied die notwendi-

Was?	Wer?	Wann? August 2014	September 2014
Transparente Terminplanung			
Layout und Funktionen des Terminbuches	Case Management und IT-Abteilung der Klinik	↑	
Schreibrecht und Zugriffsrechte abklären	Klinikdirektor und Pflegedirektion	↑	
Festlegung eines Oberarztes als festen Ansprechpartner für das Case Management	Klinikdirektor, Oberärzte und Case Management		↑
Zentralisierung des Aufnahme- und Entlassungsprozesses			
Information »Morgenrunde« im ärztlichen und pflegerischen Team	Case Management		↑
Erstellung eines Aufnahme-/Notiz-Formulars	Case Management		↑
Ablaufstandard »Aufnahme eines Patienten« erstellen	Case Management		↑
Assessment Formular erstellen	Case Management und Teamleitung Pflege		↑
Infotafel Patientenzimmer	Case Management	↑	

Abb. 4.3: Projektverlauf in Form eines Balkenplanes mit Deadlines
Quelle: Eigene Darstellung.

gen Informationen leicht zugänglich gemacht. In der Anfangsphase, z. B. den ersten zwei Monaten, finden die Sitzungen idealerweise wöchentlich statt, da gerade zu Beginn ein erhöhter Bedarf nach Absprache besteht und eventuell bereits erste organisatorische Veränderungen implementiert werden. Nach dem ersten Anschub, z. B. ab dem dritten Monat, können die Sitzungen ggf. monatlich stattfinden. Nach einem halben Jahr wird von der Projektleitung ein erstes Zwischenergebnis erhoben und in der Gruppe vorgestellt. Nach etwa zwölf bis 18 Monaten sollte das Projekt weitgehend umgesetzt und bereits Bestandteil der Klinik sein. Der Klinikdirektor wird idealerweise von der Projektleitung regelmäßig monatlich über den Verlauf informiert und frühzeitig eingeschaltet, wenn es größere Widerstände zu überwinden gilt. Zur besseren Übersicht kann der Projektverlauf in Form eines Balkenplans dargestellt werden.

In den Sitzungen des Projektkernteams stellen die Projektmitglieder den Verlauf und aktuellen Stand ihrer Aufgaben vor. Treten bei der Durchführung der Aufgaben Probleme auf, so sollten diese im Team gemeinsam besprochen und bearbeitet werden. Die Projektleitung überprüft regelmäßig die zu erledigenden Aufgaben und greift ggf. unterstützend ein, falls es zu Terminverzögerungen kommt.

> Tipp: Der Sitzungsraum sollte zentral gelegen bzw. für alle gut erreichbar sein. Medien wie Flipchart, Beamer und Computer erleichtern die Arbeit. Der Sitzungsraum sollte immer an den gleichen Wochentagen und gleicher Uhrzeit für die Projektmitglieder langfristig reserviert sein.

4.4 Teilprojekte

In der Zielsetzung (▶ Kap. 4.2) wird der gewünschte Soll-Zustand detaillierter definiert. Sie sollte möglichst konkret und für alle Beteiligten verständlich formuliert sein. Die Zielsetzung wird mit allen Projektbeteiligten abgestimmt und danach bindend. Die Teilprojekte folgen letztlich alle den folgenden überordneten Zielen: Transparenz schaffen, Standards etablieren und die Fall- und Systemsteuerung zentralisieren. Einige Teilprojekte sind für den Stichtag der Einführung des Case Managements Voraussetzung und werden deswegen davor begonnen, während andere Teilprojekte nach dem Stichtag gestartet werden können. Vor dem Stichtag erfolgen beispielsweise die Einführung einer transparenten Terminplanung, die Zentralisierung des Aufnahme- und Entlassungsprozesses, die Information der Netzwerkteilnehmer und die Re-Organisation des Nachsorgeprozesses. Nach dem Stichtag folgt die Einführung eines Triage-Systems für Aufnahmen, die Erstellung und Implementierung von klinischen Behandlungspfaden und die Vereinbarung mit Unterschrift des Klinikdirektors und der Pflegedirektion. Bei der Beschreibung der Teilprojekte folgt auf eine kurze Erklärung jeweils ein Abschnitt zur Vorbereitung und zur Umsetzung, ergänzt durch praktische Tipps.

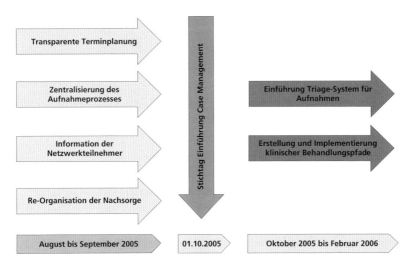

Abb. 4.4: Zeitliche Anordnung der einzelnen Teilprojekte in Hinblick auf den Stichtag der Einführung von Case Management
Quelle: Eigene Darstellung.

4.4.1 Teilprojekt 1: Einführung einer transparenten Terminplanung

Im Zentrum dieses Projekts steht die Etablierung eines vom Case Management geführten und verantworteten elektronischen Terminkalenders. Die Gestaltung des elektronischen Terminkalenders sollte bezüglich Layout und Funktionen auf die Arbeit des Case Managements angepasst und bedienerfreundlich umgesetzt sein. Eine Monats-, Wochen- und Tagesansicht in tabellarischer Darstellung sowie die Möglichkeiten der farblichen Markierung der einzelnen Patiententermine und der Anmerkung von Besonderheiten sollten implementiert sein. Beispielhaft ist in Abbildung 4.5 Terminkalender »Tagesansicht« ein Kalender des Case Managements einer internistischen Abteilung dargestellt. Dieser Kalender stellt alle geplanten Patientenaufnahmen auf den einzelnen Stationen dar. Jedem Termin ist je nach übergeordnetem Krankheitsbild eine entsprechende Farbe zugeordnet. So werden beispielsweise Patienten mit dem Krankheitsbild einer Leukämie in Rot gekennzeichnet. Diese jeweils individuell zu gestaltende Farbeinteilung erhöht die Übersichtlichkeit des Kalenders, da so auf einen Blick bereits erste medizinische Hintergründe ersichtlich sind. Zusätzliche Informationen über den Patienten wie z. B. Stammdaten, Einweisungsdiagnose, Beschwerden und den zuweisenden Arzt mit Telefonnummer lassen sich per Mausklick auf den jeweiligen Termin aufrufen. Im Idealfall sind diese Informationen im EDV-Netzwerk des Krankenhauses als Teil der elektronischen Patientenakte für alle beteiligten Berufsgruppen hinterlegt.

Tipp: Vom Papierkalender im Arztzimmer können sich Ärzte häufig nicht sofort trennen. Um möglichem Misstrauen und Unsicherheit entgegenzuwirken, kann man für einen begrenzten Zeitraum (z. B. sechs Monate) den Papierkalender parallel weiter führen lassen. Das Case Management muss dann regelmäßig den Kalender einsehen und in den elektronischen Kalender übertragen. Parallel sollten die Ärzte an die Nutzung des elektronischen Kalenders herangeführt werden, was unter Berücksichtigung der Vorteile nicht allzu schwierig sein sollte. Nach der Übergangsfrist sollten Papierkalender zur Vermeidung von Doppeldokumentation jedoch endgültig verschwinden.

Vorbereitung:

- Fragen bezüglich des Terminkalenders und der Terminierung von Patienten werden mit dem Projektteam im Vorfeld besprochen
- Layout und Funktionen (Farbengestaltung des Kalenders beispielsweise nach Krankheitsbildern, Tages- oder Wochenansicht)
- Schreibrecht ausschließlich für das Case Management abklären
- Zugriffsrechte innerhalb der Klinik klären
- Vorbereitung des Kalenders in Zusammenarbeit mit der IT-Abteilung
- Klärung der Priorisierung/Triage der Aufnahmen (▶ Kap. 4.4.5, Teilprojekt »Einführung eines Triage- Systems für Aufnahmen«)
- Festlegung eines kompetenten Hintergrunddienstes (Oberarzt) als fester Ansprechpartner für das Case Management bei akuten Fragen

Umsetzung:

Die Terminierung der Aufnahmen erfolgt nach Festlegung eines verbindlichen Stichtags zentral über das Case Management. Von größter Bedeutung ist das damit verbundene Aufbrechen von Gewohnheiten auf Seiten der zuweisenden Ärzte und der eigenen Klinikmitarbeiter. Von diesem Stichtag an richten sich alle Anfragen an das Case Management. Diese eingreifende Umstellung muss der Klinikdirektor an sein Team als verbindliche Dienstanweisung kommunizieren. Nur so wird vermieden, dass es zu ungeplanten Einbestellungen kommt und für Patienten im schlimmsten Fall kein Bett zur Verfügung steht. Das Terminbuch wird vom Case Management mindestens einmal täglich aktualisiert.

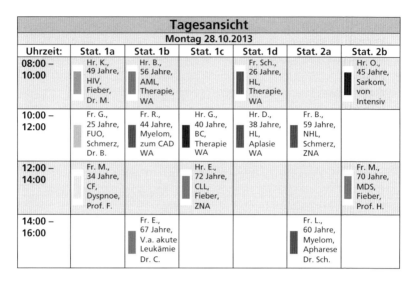

Tagesansicht Montag 28.10.2013						
Uhrzeit:	Stat. 1a	Stat. 1b	Stat. 1c	Stat. 1d	Stat. 2a	Stat. 2b
08:00 – 10:00	Hr. K., 49 Jahre, HIV, Fieber, Dr. M.	Hr. B., 56 Jahre, AML, Therapie, WA		Fr. Sch., 26 Jahre, HL, Therapie, WA		Hr. O., 45 Jahre, Sarkom, von Intensiv
10:00 – 12:00	Fr. G., 25 Jahre, FUO, Schmerz, Dr. B.	Fr. R., 44 Jahre, Myelom, zum CAD WA	Hr. G., 40 Jahre, BC, Therapie WA	Hr. D., 38 Jahre, HL, Aplasie WA	Fr. B., 59 Jahre, NHL, Schmerz, ZNA	
12:00 – 14:00	Fr. M., 34 Jahre, CF, Dyspnoe, Prof. F.		Hr. E., 72 Jahre, CLL, Fieber, ZNA			Fr. M., 70 Jahre, MDS, Fieber, Prof. H.
14:00 – 16:00		Fr. E., 67 Jahre, V.a. akute Leukämie Dr. C.			Fr. L., 60 Jahre, Myelom, Apharese Dr. Sch.	

Abb. 4.5: Terminkalender »Tagesansicht«
Quelle: Eigene Darstellung.

4.4.2 Teilprojekt 2: Zentralisierung des Aufnahme- und Entlassungsprozesses

In diesem Teilprojekt werden bestehende Prozessabläufe wie Aufnahme und Entlassung eines Patienten neu strukturiert und durch das Case Management zentralisiert.

Vorbereitung:

- Ärzte und Pflegende werden in den Teambesprechungen und per E-Mail über die Notwendigkeit einer »Morgenrunde« informiert.
- Erstellung eines Aufnahme- und Notizformulars mit den wichtigsten Daten für eine stationäre Aufnahme.
- Entwicklung von Standardabläufen wie beispielsweise »Elektive Aufnahme von Patienten« und »Aufnahme von Patienten aus der Notaufnahme«, bei denen insbesondere die Informationsketten beschrieben wird (Wer informiert wen?).

- Erstellung eines Assessmentformulars und Verlaufsprotokolls. Hier kann insbesondere die enge Zusammenarbeit mit der Pflege hilfreich sein.
- Aktualisierung der Informationstafeln in den Patientenzimmern, um die neuen Abläufe auch für Patienten transparent zu machen.
- Information des Sozialdienstes und des Überleitungsmanagements im Rahmen eines persönlichen Gesprächstermins bezüglich eines neuen Ablaufprozesses vereinbaren.

Tipp: Die Etablierung der Morgenrunde mit reger Beteiligung des ärztlichen und pflegerischen Teams kann mit »Lockmitteln« wie Kaffee unterstützt werden. Sind einmal eine feste Uhrzeit und Örtlichkeit, z. B. 8:30 Uhr im Büro des Case Managements gesetzt, wird das Meeting rasch zum Selbstläufer.

Umsetzung:

Alle Aufnahmen (elektiv, Notaufnahmen und interne Verlegungen) sollten zentral vom Case Management aufgenommen werden. Notaufnahmen aus der Nacht und dem Wochenende werden am nächsten Arbeitstag nachträglich dokumentiert und aufgenommen. Das Case Management erstellt für jeden Patienten ein Assessmentbogen und bei Bedarf wird ein Versorgungsplan mit Verlaufsprotokoll angelegt. Untersuchungstermine werden koordiniert und ggf. elektronisch über das KIS angefordert. Die anstehenden Aufnahmen und Entlassungen werden jeden Morgen mit den Ärzten und Pflege gemeinsam in der Morgenrunde besprochen. Hilfreich bei externen Anfragen kann der Einsatz eines Formulars sein (▶ Kap. 7.3), das der einweisende Arzt ausfüllt. So kann das Case Management den zu erwartenden Versorgungsaufwand einschätzen und das pflegerische und ärztliche Team vorab informieren. Die Dringlichkeit bzw. Notwendigkeit der Aufnahme wird ggf. mit dem zuständigen diensthabenden Oberarzt besprochen. Dem Zuweiser oder wahlweise dem Patienten wird anschließend vom Case Management ein Termin zur stationären Aufnahme mitgeteilt. Notaufnahmen bespricht das Case Management ebenfalls mit dem diensthabenden Oberarzt. Hierbei muss insbesondere zeitnah entschieden werden, ob die Indikation für eine stationäre Weiterbehandlung gegeben ist oder ob der Patient anderweitig z.B. an eine Praxis angebunden werden kann. Bei den stationären Neuaufnahmen wird ein Aufnahmegespräch vom Case Management durchgeführt. Ein vom Case Management erstelltes Assessmentformular (▶ Kap. 7.5) ersetzt das meist vorhandene pflegerische Stammblatt. Im Anschluss an das Aufnahmegespräch findet eine Übergabe an die zuständige Pflegekraft statt. Der Entlassungstermin und die Uhrzeit werden mit den Patienten und Angehörigen rechtzeitig besprochen, um noch Fragen oder Formalitäten bezüglich der Versorgung des Patienten zu klären. Des Weiteren kann durch die frühzeitige Entlassungsplanung eine vorausschauende Belegungsplanung der Zimmer sichergestellt werden. Idealerweise werden die Patienten per Informationstafel in den Zimmern unterrichtet, wann die Zimmer am Entlassungstag zu räumen sind. So kann die Zimmerreinigung rechtzeitig angefordert werden und Neuaufnahmen die Zimmer zeitnah belegen. Der Sozialdienst und das Überleitungsmanagement sollten ebenfalls frühestmöglich über den Entlassungstermin informiert werden.

4.4.3 Teilprojekt 3: Information der Netzwerkteilnehmer

Im Mittelpunkt steht hier die Bekanntgabe der neuen Funktion Case Management inklusive der Aufgaben bei den Netzwerkteilnehmern. Die Kontaktdaten des Case Managements müssen überall bekannt sein. Eine Adressenliste der einweisenden Ärzte wird vom Case Management erstellt und sollte immer auf dem aktuellsten Stand sein.

Tipp: Für eine gute Kommunikation innerhalb der Klinik ist es wichtig, dass die internen Schnittstellen ebenfalls die Kontaktdaten des Case Managements vorliegen haben. Den Patienten und Angehörigen hilft es sehr, wenn im Arztbrief z.B. am Ende auch immer standardmäßig die Kontaktdaten des CM eingefügt sind.

Vorbereitung:

- Schriftliche Aufstellung der Netzwerkteilnehmer in Form einer Adressenliste
- Erstellung eines Flyers über die Funktion, Aufgaben und Kontaktdaten des Case Managements
- Ein Intranet und Internetauftritt sollte vorhanden sein
- Visitenkarten mit den wichtigsten Kontaktdaten des Case Managements sind unverzichtbar
- PowerPoint-Präsentationen sollten für die Vermittlung der Funktionen und Aufgaben des Case Managements innerhalb des Behandlungsteams und auf Leitungs- und Pflegekonferenzen vorbereitet werden

Umsetzung:

Kooperationspartnern wie einweisenden Ärzten (intern und extern), bereits bekannte, wiederkehrenden Patienten, Angehörigen und umliegenden Krankenhäusern sollten die Funktionen des Case Managements vermittelt werden. Die Beteiligten bekommen die Kontaktdaten des Case Managements je nach bester Erreichbarkeit per Mail, Flyer, Arztbrief, Fax und/oder Internetauftritt. Überweisungen oder Anfragen sollten immer direkt an das Case Management gerichtet sein bzw. dorthin gelenkt werden. Innerhalb der Klinik finden Informationsveranstaltungen wie Pflegekonferenzen, Leitungskonferenzen und die Bekanntgabe im Intranet statt. Das Case Management verschafft sich unbedingt einen umfassenden Überblick über die internen und externen Schnittstellen (▶ Kap. 7.2).

4.4.4 Teilprojekt 4: Re-Organisation des Nachsorgeprozesses

In diesem Teilprojekt wird die Nachsorge der Patienten durch ein effizientes Entlassungsmanagement optimiert. Das Case Management sollte auch hier die zentrale Koordinations- und Umsetzungsstelle sein.

Tipp: Angehörige und Patienten sind meist mit der Frage einer guten Organisation der Versorgung im Anschluss an den stationären Aufenthalt überlastet. Hier ist eine frühzeitig einsetzende – wenn möglich schon am Aufnahmetag – Beratung über das vorhandene Dienstleistungsangebot von großer Bedeutung. Die Angehörigen und Patienten sind somit im Vorfeld informiert, Unsicherheiten können verringert werden und das häusliche Umfeld kann frühzeitig an den Versorgungsbedarf des Patienten angepasst werden.

Vorbereitung:

- Informationen über das Leistungsspektrum der an der Nachsorge beteiligten Berufsgruppen sind abzufragen und feste Ansprechpartner sind zu ermitteln. Dazu gehören unter anderem der Sozialdienst, das Überleitungsmanagement und eventuell die psychoonkologische Betreuung.
- Es ist sehr hilfreich, wenn die Pflegeteams auf den Stationen die mit dem Nachsorgeprozess betrauten Mitarbeiter in einer Teamsitzung kennenlernen.
- Zukünftige Verantwortlichkeiten mit den beteiligten Berufsgruppen sind verbindlich zu klären.
- Informationswege im Team sollten einheitlich festgelegt sein, damit beispielsweise ausschließlich das Case Management den Sozialdienst anfordert und somit doppelte Anmeldungen vermieden werden.
- Eine verbindliche Teilnahme der beteiligten Berufsgruppen an den Fallbesprechungen ist sehr wünschenswert.
- Die Organisation der Nachsorge sollte im Verlaufsprotokoll dokumentiert sein, auf diese Weise ist der Status für alle transparent ersichtlich.

Umsetzung:

Das Aufnahmegespräch und die Ersteinschätzung der poststationären Versorgung finden durch das Case Management statt. Der bestehende oder zu erwartende Versorgungsbedarf wird bei der Ersteinschätzung gemeinsam mit dem Patienten und Angehörigen besprochen und dokumentiert. Hierdurch entscheidet sich meist schon frühzeitig, welche Berufsgruppen mit einbezogen werden müssen. Diese werden zeitnah informiert und angefordert, um notwendige organisatorische und administrative Aufgaben wie beispielsweise die Organisation einer häuslichen Krankenpflege frühzeitig in die Wege zu leiten. Von großer Bedeutung ist hierbei der engmaschige Austausch zwischen den multiprofessionellen Teams. Neben den wöchentlich stattfindenden Fallbesprechungen kann dies ergänzend durch persönliche Gespräche und E-Mails erfolgen. Informationslücken werden hierdurch verringert und die Zusammenarbeit gefördert. Für Rückfragen bezüglich der häuslichen Versorgung erhalten die Patienten und Angehörigen die Kontaktdaten der beteiligten Berufsgruppen.

4.4.5 Teilprojekt 5: Einführung eines Triage-Systems für Aufnahmen

Schwerpunkt in diesem Projekt ist die Abstufung der Dringlichkeit von Patientenaufnahmen in Form eines Triage-Systems. Die Kriterien des Triage-Systems sollten den Ärzten und dem Case Management bekannt sein und werden entsprechend eingesetzt.

> Tipp: Zur Vermeidung von Missverständnissen und sich wiederholenden Diskussionen, aus welchem Grund bestimmte Patienten zeitnah terminiert werden und andere später, ist die umfassende Information der Beteiligten über Inhalt und Funktion des Triage-Systems wichtig.

Vorbereitung:

- Die Notwendigkeit eines Triage-Systems sollte inhaltlich untermauert sein. Zu den häufigen Gründen zählen begrenzte Bettenkapazitäten und der Zwang, unter Zeitdruck zu entscheiden, welche Patienten zuerst aufgenommen und versorgt werden müssen.
- Inhalt und Umsetzung der Triage müssen vorab mit dem Klinikdirektor und Oberärzten abgestimmt sein.

- Die Erstellung des Triage-System kann beispielsweise in Form von krankheitsspezifischen Aufnahmekriterien erfolgen unter Berücksichtigung von Diagnose, Symptomen, Schweregrad der Erkrankung und medizinischer Dringlichkeit.
- Eine finale Freigabe und ein Zeitpunkt der Umsetzung wird durch den Klinikdirektor vorgegeben.
- Ein Termin zur finalen Vorstellung des Triage-System vor allem in den ärztlichen und pflegerischen Teams ist ebenfalls einzuplanen.

Umsetzung:
Damit das Case Management und z. B. der diensthabende Oberarzt schnell und effizient gemeinsam die anstehenden Aufnahmen priorisieren können, werden krankheitsspezifische Aufnahmekriterien (▸Kap. 7.1) im Konsens erstellt. Die Kriterien ergeben letztlich die Prioritäten und versehen somit jeden Patienten mit einer Dringlichkeitsstufe (Farbcode o. ä.), so wie dies in einer Notfall-Triage erfolgt. Die Dringlichkeitsstufe gibt an, innerhalb welchen Zeitraumes ein Patient stationär aufgenommen werden muss. Durch dieses Instrument ist es möglich, die Behandlungsdringlichkeit der Patienten zeitnah und ohne sich wiederholende interne Diskussionen einzugrenzen. Die Erstellung der Kriterien erfolgt gemeinsam mit dem zuständigen Oberarzt des Case Managements, den Stationsärzten und dem Case Management. Das Triage-System wird dem Klinikdirektor zur Genehmigung vorgelegt und den ärztlichen und pflegerischen Teams vorgestellt. Nach Implementierung werden alle Patientenanmeldungen vom Case Management zeitnah in Abstimmung mit dem diensthabenden Oberarzt triagiert. Aufnahmetermine werden entsprechend der medizinischen Dringlichkeit vergeben. Beispielsweise wird ein Patient mit Erstdiagnose einer akuten Leukämie und entsprechenden Symptomen wie Blutungszeichen oder einer hohen Leukozytenzahl in der höchsten, roten Kategorie A eingestuft. Dies bedeutet, dass eine akute vitale Gefährdung vorliegt und der Patient umgehend stationär aufgenommen und behandelt werden muss. Eine Aufnahme zur geplanten Therapiefortführung fällt entsprechend der Triage in die blaue Kategorie D und hat damit die niedrigste Dringlichkeitsstufe.

44

4.4.6 Teilprojekt 6: Erstellung und Implementierung von klinischen Behandlungspfaden

In diesem Teilprojekt erarbeitet das Case Management gemeinsam mit den Ärzten klinische Behandlungspfade für bestimmte Krankheitsbilder unter Angabe von wichtigen medizinischen und therapeutischen Maßnahmen sowie der voraussichtlichen Verweildauer (vgl. Greiling et al. 2006). Zielsetzung der Pfade ist die verständliche Darstellung der Arbeitsabläufe sogenannten Workflows. Für Behandlungspfade spricht, dass sich viele stationäre Aufenthalte durchaus standardisieren lassen und damit auch die notwendigen Untersuchungen und Maßnahmen bereits feststehen. Die Pfade helfen allen Beteiligten, dass wesentliche Schritte nicht vergessen und bereits im Vorfeld geplant werden. Behandlungspfade legen Zuständigkeiten fest und können einen Anhalt für den zeitlichen Rahmen der Behandlung geben. Arbeitsabläufe werden transparenter und der Behandlungsverlauf überschaubarer. Für neue Mitarbeiter sind Behandlungspfade eine gute Start- und Orientierungshilfe im Klinikalltag.

> Tipp: Die Tätigkeiten und der Arbeitsablauf des Case Managements lassen sich ebenfalls als Behandlungspfad darstellen. Durch die anschauliche Darstellung bekommen neue Mitarbeiter und Hospitanten einen verständlichen Einblick in das Aufgabengebiet des Case Managements. Pfade sollten allerdings nicht mit Inhalten überfrachtet werden, denn dadurch wird genau das Gegenteil erreicht. Pfade können kurz sein und durchaus auf einer DIN A4-Seite z. B. ein Krankheitsbild abbilden.

Vorbereitung:

- Kenntnisse über Pfaderstellung aneignen
- Verantwortliche für Pfaderstellung festlegen
- Eine Arbeitsgruppe zusammenstellen
- Verbindliche Termine und Treffpunkt organisieren
- Dokumentation der Pfade festlegen (Papier oder EDV)

- Festlegen, an welcher Stelle die Pfade zukünftig hinterlegt sein werden (z. B. Intranet)
- Pfadinhalte erarbeiten und Pfad erstellen

Umsetzung:

In Zusammenarbeit mit den Ärzten wird festgelegt, welche klinischen Behandlungspfade erstellt werden sollen. Beispielsweise könnte die Liste die zehn wichtigsten Aufnahmeindikationen umfassen. Weiterhin sollten Eckdaten festgelegt werden. Benötigte Eckdaten umfassen unter anderem einen definierten Start und ein Ende, beteiligte Berufsgruppen, Zuständigkeiten und einen zeitlichen Rahmen. Die Pfade sollten elektronisch zentral verfügbar gemacht und regelmäßig aktualisiert werden. Die Bekanntgabe und Präsentation der Pfade sollte auch in der ärztlichen Dienstbesprechung erfolgen. Der Arbeitsablauf des Case Managements wird ebenfalls in Form eines Behandlungspfades erstellt. Damit wird die Rolle des Case Managements im Behandlungsablauf transparent gemacht. Der Case Management-Pfad (▶ Abb. 5.2 Behandlungspfad Case Management) ist ferner hilfreich als Grundlage für Präsentationen an »Mitarbeitertagen« (Einführungstag für neue Mitarbeiter), Teamsitzungen der Pflege und Besuch von Hospitanten.

4.4.7 Vereinbarung mit Unterschrift des Klinikdirektors und der Pflegedirektion

Mit der gemeinsamen Unterzeichnung werden die Ziele, Tätigkeiten und Zuständigkeiten verbindlich festgelegt. Die Vereinbarung sollte zudem eine Laufzeitangabe enthalten und eine Regelung, wie zu verfahren ist, falls sich ein erheblicher Änderungsbedarf im Laufe des Gesamtprojekts ergibt.

Tab. 4.1: Beispielübersicht Projektplan mit Meilensteinen und Projektverantwortlichen

Projektbezeichnung	Einführung von Case Management in der Klinik für Innere Medizin

Tab. 4.1: Beispielübersicht Projektplan mit Meilensteinen und Projektverantwortlichen – Fortsetzung

Projektbeauftragender	Klinischer Vorstand
Projektverantwortlich	Case Management-Leitung im Auftrag der Pflege-direktion
Projektleitung	Zwei zukünftige Case-Managerinnen
Projektteam	• Klinikdirektor der Klinik für Innere Medizin • 3 Oberärzte der Klinik für Innere Medizin • 2 Stationsärzte der Klinik für Innere Medizin • Teamleitung und Vertretungen aus der Pflege der Klinik für Innere Medizin • DRG Kodierkraft • Sozialdienst
Benötigte strukturelle Ausstattung	• Büro mit zwei Arbeitsplätzen • 2 KIS-Arbeitsplätze mit Drucker • 2 Telefone (Festnetz und Mobiltelefon) • 2 Personensuchgeräte (Pager) • 1 Multifunktionsdrucker (Fax-, Druck- und Kopierfunktion)
Meilensteine (Dauer)	• Phase I = Ist-Analyse der derzeitigen Arbeitsab-läufe und Erstellung eines Konzepts (1 Monat) • Phase II = Start Einführung Case Management mit schrittweiser Implementierung und mit en-ger Abstimmung mit den Projektmitgliedern (6 Monate) • Phase III = Ausweitung des Case Managements auf andere Abteilungen und Vernetzung der Case Manager untereinander (Abgleich Ziele wegen Zeiträumen)

Tab. 4.2: Beispiel für eine Checkliste »Bereit zum Start?«

Arbeitsplatz	• Büro-Mobiliar vorhanden? • EDV-Arbeitsplatz einschl. Telefonanlage betriebsbereit? • Kontaktdaten des CM (Name, Tel.-Nr., Pager etc.) im Intranet/Internet hinterlegt?
Terminbuch	• Terminbuch einsatzfähig im EDV-System hinterlegt? • Schreib-und Zugriffsrechte geklärt?

Tab. 4.2: Beispiel für eine Checkliste »Bereit zum Start?« – Fortsetzung

Aufnahme- und Entlassungsprozess	• Info über der »Morgenrunde« an Ärzte und Pflegepersonal weitergeleitet?
	• Verteilerliste (Ärzte, Zuweiser, Pflegepersonal) eingerichtet?
	• Gesprächstermin mit Sozialdienst und Überleitungsmanagement durchgeführt?
	• Assessment- und Verlaufsprotokoll fertig aufgestellt?
	• Infotafel in Patientenzimmern aktualisiert?
	• Ablauf der Informationskette bekannt?
Netzwerk	• Adressliste der Netzwerkteilnehmer erstellt?
	• Visitenkarten gedruckt?
	• Powerpoint-Präsentation CM vorbereitet?
	• CM im Intranet/Internet als Webseite dargestellt?
Nachsorge	• Infomaterial der beteiligten Berufsgruppen liegt vor?
	• Vorstellungsrunde der Berufsgruppen in der Teamsitzung Pflege/Ärzte vereinbart?
	• Verantwortlichkeiten und Informationswege festgelegt?
Triage	• Krankheitsspezifische Aufnahmekriterien erstellt?
	• Freigabe durch Klinikdirektor liegt vor?
	• Präsentationstermin »Triage-System« durchgeführt?
Behandlungspfade	• Raum und feste Termine organisiert?
	• Arbeitsgruppe zusammengestellt?
	• Präsentationsmedien im Sitzungsraum vorhanden?

4.5 Bedenken der Berufsgruppen beim Aufbau neuer Strukturen

Die Einführung der neuen Funktion Case Management führt für alle Beteiligten zu maßgeblichen Veränderungen in den Arbeitsabläufen und Zuständigkeiten. Etablierte und eventuell verkrustete Organisationsstrukturen werden aufgebrochen, Arbeitsabläufe umstrukturiert und

Zuständigkeiten neu verteilt. Diese Neuorientierung betrifft alle Berufsgruppen gleichermaßen: Vom Klinikleiter, der die Einführung aktiv unterstützen und befürworten muss, über den gesamten ärztlichen und pflegerischen Bereich, der seine Zuständigkeiten verändert sieht bis hin zu den diagnostischen und therapeutischen Leistungserbringern, die sich mit neuen Schnittstellen verständigen müssen. Solche Veränderungen gestalten sich nicht ohne Schwierigkeiten und sind von Bedenken der einzelnen Berufsgruppen begleitet. Auch Personen in Leitungsfunktionen sehen sich in ihren Kompetenzen unter Umständen beschnitten. So liegen zukünftig Entscheidungen bezüglich der Aufnahme von Patienten nicht mehr allein bei den Oberärzten oder Stationsärzten, sondern bedürfen der Absprache mit dem Case Management. Auch Pflegeteamleitungen, die durchaus bei Aufnahmen mitsteuern möchten, verlieren unter Umständen an Einfluss. Ebenfalls gehört zu den Tätigkeiten des Case Managements, auf die Verweildauer der Patienten zu achten und bei extremen Abweichungen die betreuenden Ärzte und bei Bedarf den Klinikleiter darauf hinzuweisen. Die resultierenden Diskussionen können wiederum zu belastenden Situationen und zu einem Spannungsfeld für das Case Management und den anderen Beteiligten führen. Furcht vor Kompetenzverlust und das Gefühl, auf das Case Management angewiesen zu sein, schüren weitere Bedenken der beteiligten Berufsgruppen.

Da die gesamte Organisation und Terminierung der Patientenaufnahme durch das Case Management durchgeführt wird, fehlt den Pflegenden und Ärzten der Erstkontakt zu den Patienten und Angehörigen. Es entsteht fälschlicherweise der Eindruck, dass der persönliche Kontakt zum Patienten verringert wird. Der Beziehungsaufbau zu den Patienten, der gerade bei dem Erstkontakt entsteht, wird den anderen beteiligten Berufsgruppen scheinbar entzogen. Infolgedessen verlieren diese Kollegen wesentliche Aufgaben, die teils seit Jahrzehnten ein fester Bestandteil ihrer Arbeit waren. Auch die klassisch pflegerische Aufgabe des Aufnahmegesprächs wird durch das Case Management durchgeführt. Durch die neue Schnittstelle Case Management können Befürchtungen hinsichtlich eines schlechteren Informationsflusses die Zusammenarbeit erschweren. Ein weiterer sensibler Faktor ist die Besetzung der Position Case Management, obwohl oder gerade weil die Rekrutierung von Case Managern häufig aus dem Pflegebereich erfolgt. So kann es, je nach

Besetzung der Position, zu Akzeptanzproblemen innerhalb des pflegerischen Teams kommen, wenn beispielsweise interessierte pflegerische
Kollegen für die Funktion im Rahmen einer internen Ausschreibung
nicht genommen wurden. Vermeiden lassen sich die Bedenken kaum,
sie lassen sich jedoch durch folgende Maßnahmen häufig abfangen und
mittelfristig abbauen:

- Durch ein kollegiales Miteinander und gegenseitigen Respekt
- Durch Transparenz der Arbeitsschritte mit regelmäßigem Austausch
  innerhalb des Behandlungsteams
- Durch klare Zuständigkeiten bei den einzelnen Arbeitsabläufen
- Durch verbindliche Absprache von Befugnissen und Kompetenzen
- Durch den Aufbau einer wertschätzenden Kommunikationskultur
- Durch das Respektieren unterschiedlicher Meinungen und gemeinsa-
  mer Arbeit an Lösungsstrategien
- Durch aktive Integration des Case Managements in das Behandlungs-
  team
- Durch das Mittragen und Umsetzen von gemeinsam gefällten Ent-
  scheidungen

5 Prozessablauf: Was alles zur Patientenversorgung gehört

Nachdem die erste große Hürde genommen ist, nämlich ein Case Management organisatorisch auf die Beine zu stellen, folgt die nächste Herausforderung: das patientenbezogene Arbeiten. Voraussetzung für einen erfolgreichen klinischen Start des Case Managements ist die zeitnahe Information aller Prozessbeteiligten über den Zeitpunkt und Ablauf der Einführung. Auf den folgenden Seiten wird der Versorgungsprozess in einzelnen Arbeitsschritten von der Aufnahme bis Entlassung beschrieben. Der Prozessablauf des Case Managements unterliegt einem kontinuierlichem Verbesserungsprozess, der mit Informationssammlung beginnt und letztlich nach Evaluation und entsprechenden Maßnahmen wieder von Neuen starten kann (▶ Abb. 5.1 Case Management Regelkreis). Der hier dargestellte, beispielhafte Ablauf hat sich in unserem Haus in den letzten Jahren etabliert und wurde den Veränderungen der Klinik stetig angepasst. Dieser Ablauf ist nicht als starre Vorlage zu sehen, sondern soll als Starthilfe für die Entwicklung einer individuellen Strategie dienen. Ergänzend zum Prozessablauf beleuchten zwei ausführlichere Fallbeispiele exemplarisch, wie das Case Management in der Praxis angewendet werden kann.

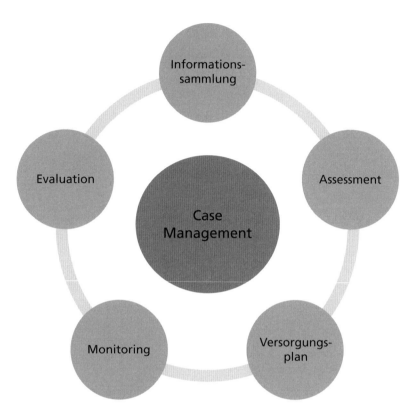

Abb. 5.1: Case Management Regelkreis
Quelle: In Anlehnung an Wendt W, Löcherbach P (2005).

5.1 Die Aufnahme

In der Regel richten nach erfolgreicher Implementierung bis zu 90 % aller Zuweiser, Patienten und Angehörige ihre telefonischen Anfragen direkt an das Case Management. Die übrigen Anfragen landen weiterhin an verschiedenen Stellen, wie Sekretariaten, Ambulanzen und Stationsärzten. Hier muss letztlich von Seiten des Case Managements kontinuierlich daran gearbeitet werden, dass Anfragen zu ihnen gelenkt werden. Wenn Anfragen beim Case Management ankommen, müssen die wichtigsten Eckdaten erhoben werden. Neben den Stammdaten mit Versicherungsstatus, der Hauptdiagnose, relevanten Nebendiagnosen und aktuellen klinischen Symptomen werden Besonderheiten abgefragt, wie beispielsweise eine eventuelle bekannte MRSA-Besiedelung des Patienten. Bei neuen Patienten klärt das Case Management die Notwendigkeit einer stationären Aufnahme im Sinne einer Indikationsstellung mit dem diensthabenden Oberarzt anschließend ab. Die Priorisierung der stationären Aufnahme erfolgt idealerweise über die Aufnahmekriterien eines Triage-Systems (▶ Kap. 7.1). Diese Kriterien hängen stark von der Fachdisziplin ab. Beispielsweise werden in der Hämatologie/Onkologie Patienten mit einer hohen Priorität sofort, spätestens innerhalb der nächsten zwölf Stunden stationär aufgenommen. Bei Patienten der Chirurgie kann die Mindest-Zeitspanne wesentlich kürzer sein, da die Krankheitsverläufe mitunter hoch akut sein können, dann aber zumeist ohnehin sofort in den Operationssaal verlegt werden. Patienten mit einer mittleren oder niedrigen Priorität werden in Abhängigkeit von der Bettensituation vom Case Management entsprechend aufgenommen oder verschoben und auf einen anderen Tag terminiert. Die Terminierung erfolgt anschließend im elektronischen Terminbuch. Am Aufnahmetag sollte der zuweisende Arzt oder der Patient noch einmal telefonisch Kontakt mit dem Case Management aufnehmen. Der Leser wird sich fragen, warum der Patient bzw. der Arzt anrufen soll: Dafür spricht insbesondere, dass das Case Management meist gut erreichbar ist, während umgekehrt jeder Rückruf eines Patienten unter Umständen viel Zeit kosten kann. Bei 15–20 Aufnahmen können schnell mehrere Stunden an Telefonaten anfallen. Es spricht allerdings auch nichts dagegen, wenn zeitliche Ressourcen vorhanden sind, die Patienten bzw. den zuweisenden Arzt am Aufnahmetag anzurufen. Da die Rückversicherung am Aufnahmetag erfolgt, hilft dies, Probleme im Vorfeld zu vermeiden: Ist z. B. kein Bett wegen nächtlicher Notaufnahmen verfügbar, so kann eine unnötige Anreise der Patienten und Angehörigen vermieden werden. Während des telefonischen Kontakts sollte auch noch einmal an administrative Angelegenheiten erinnert werden: Mitnahme des Überweisungsscheines, Versicherungskarte, Arztbriefe etc. Aus serviceorientierter Sicht kann diese Vorgehensweise kein Standard für alle Kliniken sein. Je nach Fachgebiet, beispielsweise in operativen Fächern, kann und muss das Case Management wesentlich vorausschauender im Rahmen von Operationsterminen planen und mit dem Patienten einen festen Aufnahmetermin vereinbaren.

Nachfolgend veranschaulichen zwei Beispiele aus der täglichen Praxis den oben beschriebenen Ablauf.

Beispiel A:

Ein Arzt aus einer niedergelassenen Arztpraxis kontaktiert das Case Management per Telefon. Er bittet um sofortige Aufnahme eines 60-jährigen Patienten mit starken Schmerzen und Dyspnoe bei bekanntem Bronchialkarzinom. Das Case Management fragt die wichtigsten Daten wie beispielsweise Stammdaten, relevante Nebendiagnosen und weitere Symptome des Patienten ab. Aktuelle Diagnostik wie Laborwerte und die derzeit laufende Tumortherapie des Patienten werden ebenfalls notiert. Nach der Informationssammlung und Notiz der Kontaktdaten des Arztes erläutert das Case Management noch kurz die weitere Vorgehensweise wie beispielsweise die sofortige Kontaktaufnahme mit dem zuständigen Oberarzt der Abteilung und verabredet, sich zeitnah zurückzumelden. Das Case Management nimmt Kontakt mit dem zuständigen Oberarzt auf und stellt den Fall kompakt zusammengefasst vor. Zusammen wird die Notwendigkeit und Dringlichkeit einer stationären Aufnahme besprochen. Da der Patient durch starke Schmerzen und Dyspnoe gemäß Triage-System eine hohe Priorität aufweist, ist die Indikation für eine sofortige stationäre Aufnahme gegeben. Das Case Management kontaktiert, wie vereinbart, die Arztpraxis und veranlasst eine sofortige stationäre Aufnahme mit allen wichtigen medizinischen Unterlagen. Anschließend informiert das Case Management das ärztliche und pflegerische Team auf Station und gibt die gesammelten Informationen weiter. Für die Ankunft des Patienten werden alle notwendigen Maßnahmen getroffen, wie beispielsweise Vorbereitung des Zimmers, sofort verfügbare Sauerstoffzufuhr, und Absaugmöglichkeiten.

Beispiel B:

Eine niedergelassene Ärztin kontaktiert das Case Management mit der Bitte, einen Patienten zur Fortführung der Tumortherapie zu terminieren. Gemeinsam wird der Behandlungstermin vereinbart und der aktuelle Zustand des Patienten besprochen. Die niedergelassene Ärztin teilt dem Patienten die Kontaktdaten des Case Managements mit (falls nicht schon vorhanden) und bespricht Einzelheiten für den geplanten Aufnahmetermin, insbesondere die Uhrzeit der Kontaktaufnahme am Aufnahmetag. Der aktuelle Arztbrief und Laborwerte werden vor der stationären Aufnahme an das Case Management gefaxt. Da es sich um eine Wiederaufnahme handelt, benötigt das Case Management in solchen Fällen nicht die Einschätzung des zuständigen Oberarztes und terminiert den Patienten unter Angabe der wichtigsten Daten wie beispielsweise der Diagnose, der anstehenden Behandlung, dem aktuellen Zustand und Einweiser in dem elektronischen Terminbuch.

5.2 Das Assessment

Idealerweise werden die Patienten durch das Case Management in einem stationsnah gelegenen Büro in ungestörter Atmosphäre aufgenommen. Bei Patienten mit eingeschränkter Mobilität findet das Aufnahmegespräch im Patientenzimmer statt. Wenn möglich, wird das Gespräch im Beisein eines Angehörigen durchgeführt, um so auch einen besseren Eindruck über das Umfeld des Patienten zu gewinnen. Neben der Erhebung der aktuellen Beschwerden des Patienten werden auch die anstehende Behandlung und die diagnostischen Maßnahmen erläutert. Ziel ist, dem Patienten einen groben Überblick über den Zeitraum und Behandlungsverlauf während des stationären Aufenthalts zu vermitteln. Im Aufnahmegespräch ermittelt das Case Management auch vorhandene Einschränkungen und erfragt das Vorhandensein von Unterstützung seitens der Familie und Nachbarn. Auch die Wohnsituation und sowohl der gegenwärtige als auch der poststationäre Versorgungsbedarf des Patienten werden ermittelt. Fragen und Anliegen seitens der Patienten und Angehörigen können ebenfalls im Rahmen des Aufnahmegesprächs bearbeitet werden. Die gesammelten Daten werden vom Case Management in elektronischer Form im Assessmentbogen dokumentiert und sind für die Prozessbeteiligten so jederzeit einsehbar. Anschließend begleitet das Case Management den Patienten in das vorgesehene Patientenzimmer. Der betreuenden Pflegekraft und dem ärztlichem Dienst werden die im Aufnahmegespräch gesammelten Informationen in Form eines Kurzberichts mündlich mitgeteilt sowie die Patientenunterlagen ausgehändigt. Diagnostische und therapeutische Maßnahmen werden im Anschluss möglichst zeitnah veranlasst und im Assessment- und Verlaufsbogen dokumentiert.

5.3 Der Versorgungsplan

Grundlage für den bedarfsgerechten Versorgungsplan ist das Aufnahmegespräch und die durch das Case Management gesammelten Informationen. Der Versorgungsplan wird gemeinsam mit dem Patienten und wenn möglich seinen Angehörigen erstellt. Sollte sich im Aufnahmegespräch herausstellen, dass ein Unterstützungs- und/oder Versorgungsbedarf des Patienten besteht, werden alle notwendigen Professionen, wie beispielsweise Sozialdienst, Überleitungsmanagement oder psychoonkologische Unterstützung vom Case Management angefordert. Zeitnah werden die benötigten Professionen (»Wer?«), die Maßnahmen (»Macht was?«) und der zeitliche Rahmen (»Bis wann?«) im Verlaufsprotokoll dokumentiert. Das Verlaufsprotokoll wird vom Case Management regelmäßig gepflegt und aktualisiert. Kommt es im Behandlungsverlauf zu einer Veränderung der Versorgungslage, so wird diese im Verlaufsprotokoll für alle Prozessbeteiligten transparent dokumentiert. Schränkt sich beispielsweise die Mobilität des Patienten zunehmend während des stationären Aufenthalts ein und es wird ein Rollator zur Unterstützung benötigt, aktiviert das Case Management zeitnah das Überleitungsmanagement, welches die Anlieferung eines Rollators auf die Station veranlasst. Wiederum wird dieser Vorgang im Verlaufsprotokoll dokumentiert und ist somit für alle Prozessbeteiligten einsehbar.

5.4 Das Monitoring

Während des stationären Aufenthalts findet ein kontinuierliches Monitoring statt, d. h. im Verlauf der Behandlung wird regelmäßig überprüft, ob die eingeleiteten Maßnahmen zur vollen Zufriedenheit des Patienten umgesetzt wurden. Auch können Anpassungen des Versorgungsplans notwendig werden, wenn es zu einer Veränderung der Rahmenbedingungen kommt, wie beispielsweise einer Verschlechterung des Allgemeinzustands des Patienten. Damit verbunden ändern sich entsprechend die Versorgungsziele und die benötigten Ressourcen. Man spricht hierbei von einem sogenannten Re-Assessment. Durch das Monitoring werden Versorgungslücken frühzeitig aufgedeckt und Folgeschäden vermieden. Damit das Case Management alle wichtigen Informationen im Rahmen eines effektiven Monitorings verfügbar hat, sollten alle verfügbaren Informationsquellen genutzt werden. Das A und O sind die regelmäßigen Gespräche mit den Patienten und Angehörigen. Daneben ist die regelmäßige Einsicht in die elektronische Patientenakte und die Teilnahme an den Fallbesprechungen, bei denen alle am Behandlungsprozess Beteiligten sich auf den aktuellen Wissensstand bringen. In den Fallbesprechungen wird jeder einzelne Patient besprochen und bezüglich Therapieverlauf, Prognose, nachstationärer Versorgung und bereits geplanter und erreichter Versorgungsziele evaluiert. Der Versorgungsplan wird bei Änderung der Bedarfslage entsprechend angepasst und dokumentiert. Kann beispielsweise ein Patient aufgrund einer Verschlechterung des Allgemeinzustands und abweichend von der Situation zum Zeitpunkt des Aufnahmegesprächs nicht ohne weiteres in sein häusliches Umfeld zurückkehren, so müssen realistische Alternativen mit dem Patienten und den Angehörigen besprochen und veranlasst werden.

5.5 Die Entlassung

Die Sicht des Patienten bringt immer wieder neue, teils überraschende Erkenntnisse für die im Gesundheitswesen tätigen Berufsgruppen. So würde man erwarten, dass Patienten sehr starken Wert auf einen wartezeitarmen Aufnahmeprozess und eine gute medizinische und pflegerische Betreuung legen. Dem ist sicher auch so, aber offensichtlich verändert sich mit den Verbesserungen in den genannten Themen auch die Sicht der Patienten und neue Problembereiche treten in den Vordergrund. Fragt man Patienten nach Problemen, die sie im Rahmen ihres Krankenhausaufenthalts wahrgenommen haben, so wird nach Erkenntnissen der Patientenbefragungen des Picker Instituts die schlechte Vorbereitung auf die Entlassung am häufigsten genannt (Picker Report 2013)[2]. Fast die Hälfte der Patienten sieht danach Probleme im Entlassungsmanagement.

Case Management sollte darum einen entsprechend hohen Stellenwert auf die Entlassung legen. Durch konsequente Kommunikation wie persönliche Gespräche und regelmäßig stattfindende interdisziplinäre Fallbesprechungen sind im Idealfall alle beteiligten Professionen sowie Patienten und Angehörige gut auf den Entlassungstag vorbereitet. Die vorher besprochenen und festgelegten Maßnahmen des Versorgungsplans sollten hinsichtlich ihrer Vollständigkeit und Umsetzung überprüft werden. Nicht selten fallen noch fehlende Hilfsmittel in letzter Minute auf, wie beispielsweise ein benötigter Rollator zur Mobili-

---

2 Website: http://www.medinfoweb.de/article.php?articleID=35713&cat01=¬ 2&cat04=0 (aufgerufen am 13.08.2013)

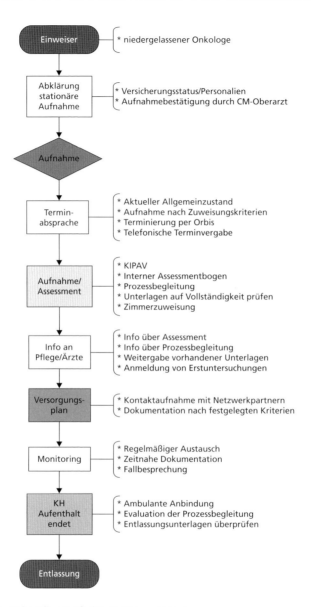

Abb. 5.2: Behandlungspfad Case Management
Quelle: Eigene Darstellung.

59

sation. Für Patienten, die in weiterführende Einrichtungen verlegt werden, wird am Vortag ein Krankentransport vorbestellt und notwendige Unterlagen wie beispielsweise der Arztbrief und Überleitungsbogen der Pflege vorbereitet und bereitgelegt. Werden die Patienten ins häusliche Umfeld entlassen, so ist im Vorfeld abzuklären, wann und durch wen begleitet die Patienten nach Hause gelangen. Sieht der Behandlungsplan einen erneuten stationären Aufenthalt vor, so wird dies vom Case Management entsprechend im Terminkalender notiert und auf den Termin im Arztbrief hingewiesen. Führt der Patient die Behandlung ambulant weiter, wird ihm am Entlassungstag der vorab organisierte Termin und Ansprechpartner mit den entsprechenden Kontaktdaten zur ambulanten Weiterbetreuung mitgeteilt. Neben den medizinischen und pflegerischen Unterlagen, wie Arztbrief, Rezepten und Pflegeüberleitungsbogen für den ambulanten Pflegedienst, erhalten Patient und Angehörige selbstverständlich auch die Kontaktdaten des Case Managements in Form einer Visitenkarte.

Wünschenswert ist eine poststationäre Evaluation des Verlaufs nach der Entlassung. Dazu wird der Patient nach einem bestimmten Zeitraum, beispielsweise 24 bis 72 Stunden nach der Entlassung telefonisch kontaktiert. Hinter der Nachfrage, ob der Patient gut zu Hause angekommen ist, steht das Interesse, inwiefern alle geplanten poststationären Leistungen wie geplant umgesetzt wurden und wie das aktuelle Befinden des Patienten ist. Allerdings lässt sich die poststationäre Evaluation in der Realität selten umsetzen, da sie an mangelnden Personalbzw. Zeitressourcen scheitert. Zukünftig wird gerade im Bereich der nachstationären Versorgung die Verantwortung der Krankenhäuser zunehmen und somit auch das Thema poststationäre Evaluation an Stellenwert gewinnen.

6 Zwei Fallbeispiele aus der täglichen Praxis

Die folgenden zwei Beispiele aus der Praxis stellen aus Sicht des Case Managers problemlose Verläufe dar und dienen vor allem dazu, den oben beschriebenen Prozessverlauf der Betreuung zu verdeutlichen. Im ersten Fallbeispiel werden die gesammelten Daten und Informationen in Papierform erfasst. Das zweite Fallbeispiel zeigt die Dokumentation durch das Case Management in einer elektronischen Patientenakte (ePA). Selbstverständlich gestaltet sich die Überleitung von Patienten in das häusliche Umfeld nicht immer so glatt. Die Gründe hierfür sind vielfältig. So lehnen Patienten häufiger eine Unterstützung durch den ambulanten Pflegedienst ab, da die Angehörigen diesen Part selbst übernehmen möchten. Nicht selten kommt es dann im Ergebnis zu einer Überforderung der Angehörigen. Auf diese und weitere Komplikationen wird unter anderem in den »Glanzlichtern« (▶ Kap. 8.5) eingegangen.

6.1 Fallbeispiel 1

Herr M., geb. am 18.05.1965, wird aus der zentralen Notaufnahme kommend stationär aufgenommen. Aufgrund des schlechten Allgemeinzustands des Patienten findet das Aufnahmegespräch im Beisein seiner Ehefrau im Patientenzimmer statt. Herr M. hat ein Lungenkarzinom in fortgeschrittenem Stadium, das seit sechs Monaten bekannt ist. Der Patient stellt sich aktuell mit fortschreitender Atemnot und beginnender oberer Einflussstauung vor, die anhand der deutlich gestauten Halsvenen zu erkennen ist. Außerdem berichtet der Patient von Schmerzen. Herr M. wird aktuell in der onkologischen Ambulanz der Klinik palliativ mit Chemotherapie behandelt.

Assessment

Zur Dokumentation der Patientendaten benutzt das Case Management den Assessmentbogen in Papierform. Das Stammblatt wird in der pflegerischen Stationsakte (Cardex) und der Versorgungsverlaufsbogen im Case Management-Büro hinterlegt. Im Assessmentbogen werden die Hauptdiagnose, die Nebendiagnose, die aktuellen Probleme, die soziale Situation und die vorhandene Unterstützung (Ressourcen) dokumentiert. Als Nebendiagnosen sind mehrere Hirnmetastasen bekannt sowie eine Metastase in der linken Brust. Allergien sind nach Angaben des Patienten nicht bekannt. Herr M. berichtet von zunehmenden Atembeschwerden seit drei bis vier Tagen unter Belastung. Die Beschwerden seien langsam fortschreitend und seine maximale Gehstrecke beträgt aktuell nur noch drei Meter. Die Schmerzen sind erträglich und vorwiegend im Bereich des Brustkorbes lokalisiert. Die Intensität wird mit 3 von 10 auf der Norton-Schmerzskala angegeben. Zusätzlich berichtet der Patient über Appetitlosigkeit mit Gewichtsabnahme von zehn Kilogramm in den letzten zwei Monaten. Trotz der Erkrankung konnte Herr M. den Beruf als Informations-Techniker bis vor kurzem stundenweise nachgehen. Er lebt gemeinsam mit seiner Ehefrau in einem Einfamilienhaus und versorgte sich bisher selbstständig. Seit ungefähr zwei Wochen verschlechterte sich der Allgemeinzustand zunehmend, so dass der Patient seinen Beruf nicht mehr ausüben konnte. Zudem benötigte er Unterstützung seitens der Ehefrau bei der täglichen Körperpflege. Da die Ehefrau nicht berufstätig ist, möchte sie ihren Ehemann zu Hause versorgen, soweit es ihr möglich ist. Die gesammelten Informationen und medizinischen Unterlagen werden im Anschluss an das Gespräch an die betreuende Pflegekraft und den Stationsarzt übergeben. Im nächsten Schritt wird ein Versorgungsplan erarbeitet, nachdem der Patient akut versorgt wurde und etwas Zeit zur Erholung hatte, sozusagen »angekommen« ist.

Hr. M, geb. 18.05. 1965	

Aufnahmegrund: Therapie:☐   Zyklus:☐   Staging:☐

Aktuelle Beschwerden: **Dyspnoe bei oberer Einfluss Stauung, Schmerzen**

Appetitlosigkeit mit Gewichtsabnahme, Schwäche

ED: und Vorerkrankungen: **ED: Bronchialkarzinom 5/2012, multiple Hirn-**

Metastasen und Metastasen Mamma links

Vorherige KH-Aufenthalte:

☐ Ambulanz: _____ wann? _____   Bezugspersonen: (+**Betreuer u. Dolmetscher**)

☒ im Haus: ___ZNA___ wann? **14.10.2013**   **Ehefrau** _____ Tel.: **02208/ 45XXX**

☐ auswärts _____ wann? _____   _____ Tel: _____

☐ Betreut durch ambulanten Pflegedienst: Familienstand: ledig ☐ verheiratet ☒ verwitwet☐

_____   geschieden ☐

☒ Behandelnder Arzt: Beruf: **IT Techniker** _____

Dr. St...,onkologische Ambulanz im Hause   Kurzinfo Psychoonkologie: ☒

Häusliche Versorgung: geregelt ☒   nicht geregelt: ☐   Psychologische Betreuung: erwünscht?   ☐

Ist der Pat. über seine Erkrankung informiert: besteht?   ☐

ja ☒   nein ☐   Physiotherapie: X

Seelsorger: erwünscht?   ☐

• Bewußtsein:	☒ klar ☐ somnolent ☐ Durchgangssyndrom ☐ verwirrt	Bemerkung:
• Orientierung: Patient ist	zeitlich örtlich zur Person orientiert ja ☒ / nein ☐	Bemerkung:
• Kommunikation: Hilfsmittel: Sehfähigkeit:	☒ intakt ☐ eingeschränkt warum:_____ ☐ Zahnprothese ☐ Augenprothese li/re ☐ Hörgerät ☒ normal ☐ Brille ☐ Einschränkung_____	Bemerkung:
• Schmerzen:	**Lokalisation:** Thorax ☐ akut ☐ intermittierend ☒ chronisch	Bemerkung: Leichte Schmerzen trotz Schmerzmedikamente!
• Atmung:	☐ normal ☒ eingeschränkt warum? Dyspnoe bei oberer Einfluss-Stauung!	Bemerkung:
• Ernährung:	Kostform: Vollkost	Bemerkung:
• Ausscheidung:	☒ selbständig ☐ mit Hilfe ☐ Inkontinent / Stoma ☐ ja ☐ nein	Bemerkung:
• Bewegung: • Hilfsmittel:	☐ selbständig ☒ mit Hilfe . ☐ Bettruhe ☐Lähmungen, wo? ☐ Ankleiden ☐ Toilettengang ☐ Lagerung ☐ Gehstützen ☐ Rollator/Gehwagen ☐ Rollstuhl	Bemerkung: Seit 2 Wochen benötigt Patient Unterstützung!
• Körperpflege:	☐ selbständig ☒ mit Hilfe ☐ volle Übernahme	Bemerkung: Rücken und Beine!
• Haut:	☐ rosig ☒ blass ☐ rot ☒ trocken ☐ schuppig ☐ jucken ☐ Oedeme ☐ Hämatome ☐ Petechien ☐ Wunden/Dekub., wo?	Bemerkung:
• Mund-Zahnstatus:	☒ intakt ☐ Beläge ☐ Bläschen ☐ offene Stellen, wo?	Bemerkung:

Datum:_____   Unterschrift:_____

Abb. 6.1: Beispiel für ein Stammblatt zur Papierdokumentation
Quelle: Eigene Darstellung.

Versorgungsplan

Aufgrund der gesammelten Informationen aus dem Assessment ergibt sich im Gesamtbild ein poststationärer Versorgungsbedarf für den Patienten. Gemeinsam mit Herrn M. und seiner Ehefrau erstellt das Case Management nun im nächsten Schritt einen bedarfsgerechten Versorgungsplan. Dabei stehen primär die Probleme der Atemnot bzw. Dyspnoe, der Ernährung sowie die Versorgung der Schmerzen und die Verbesserung der Mobilität im Vordergrund. Als gemeinsames Ziel wird von dem Patienten vor allem eine Verbesserung des Allgemeinzustands mit schnellst möglicher Entlassung in das häusliche Umfeld gewünscht. Während die diagnostischen und therapeutischen Maßnahmen der Ärzte und Pflege auf Station erste Verbesserungen zeigen, werden über das Case Management folgende Berufsgruppen mit einbezogen und koordiniert:

Überleitungsmanagement

Der Patient leidet unter progredienter Dyspnoe mit Einschränkung in der Mobilität. Aktuell erfolgt stationär eine regelmäßig eine Atemgymnastik, die fortgeführt werden soll. Da der Patient immer wieder Sauerstoff benötigt, muss dies für die Rückkehr nach Hause berücksichtigt werden. Für die poststationäre Zeit wird über das Überleitungsmanagement die Anlieferung eines mobilen Sauerstoffgerätes nach Hause organisiert. Bereits auf Station erfolgt die Einweisung in ein Atemübungsgerät, welches der Patient nach Hause mitnehmen kann. Zur Unterstützung der Mobilität zu Hause wird ein Rollator bestellt und ebenfalls bereits auf Station zur Verfügung gestellt.

Schmerzkonsil

Der Patient berichtet von Schmerzen, obwohl er regelmäßig Schmerzmedikamente einnimmt. Zur Verbesserung der Schmerzsymptomatik wird der Schmerztherapeut oder Palliativmediziner konsiliarisch hinzugezogen und die Schmerzmedikamente entsprechend angepasst. Zur

Entlassung wird dem Patienten ein entsprechend optimierter Medikamentenplan ausgehändigt.

Ernährungsberatung

Der Patient leidet unter Appetitlosigkeit mit Gewichtsverlust. Ziel ist die Vermeidung einer weiteren Gewichtsreduktion. Hierfür wird die Er-

Datum/Zeit	Bereich	Was/Womit	Wer	Bis wann	ZB	Erledigt
14.10.2013	Atmung	Atemtherapie+Mobilisation	Krankengymnystik	sofort	X	X
		Atemtherapie Gerät Tri- Flow	Überleitungsmanagement	15.10.2013	X	X
		Mobiles Sauerstoffgerät + Rollator	Überleitungsmanagement	Entlassung	X	X
14.10.2013	Schmerzen	Schmerzeinstellung	Schmerztherapeut	sofort	X	X
		Medikamentenplan für Schmerzmedis.	Ärzte der Station	Entlassung		X
14.10.2013	Ernährung	Wunschkost + Appetitanreger	Ernährungstherapeutin	sofort	X	X

Name:	Hr. M.	Station:	Med. I Eb 16
Diagnose:	ED: kleinzelliges Bronchialkarzinom 5/2011	KrankenKasse:	AOK Hanse

Angehörige/ Bezugsperson:
Name: Ehefrau Frau Marion M. Tel.: 02208/45XXX

Betreuer/in:
Name:
Tel:

Wirkungskreis:
☐ Wohnungsangelegenheiten
☐ Vermögen
☐ Gesundheit

Ambulanter Pflegedienst:
Name:
Tel:

Pflegestufe: I.
II.
III.
beantragt am:

Hilfsmittel vorhanden: nein ☐ ja, welche:
X

Anforderungen an interne Schnittstellen:

☐ Sozialdienst   ☐ Psychosoziale Betreuung

X Überleitungsmanagement   X Schmerztherapie

☐ AIDS-Hilfe   ☐ Wundmanagement

X Ernährungstherapie   X Krankengymnastik

Abb. 6.2: Beispiel für einen Versorgungsplan zur Papierdokumentation
Quelle: Eigene Darstellung.

65

nährungstherapeutin für ein ausführliches Beratungsgespräch angefordert.

Die angeforderten Leistungen, die beteiligten Berufsgruppen, der zeitliche Rahmen und der aktuelle Behandlungsverlauf werden vom Case Management zeitnah in der Papierakte dokumentiert.

Monitoring

Während des gesamten stationären Aufenthalts überwacht und überprüft das Case Management die Durchführung der Versorgungsleistungen. Durch regelmäßige Gespräche mit Herrn M. und seiner Ehefrau bleibt das Case Management in Kontakt und verschafft sich ein Bild darüber, ob die Entlassung auch aus Sicht des Patienten näher rückt oder ob neue Probleme entstanden sind. Gleichzeitig erfolgt die Teilnahme des Case Managements an den interdisziplinären Fallbesprechungen und der zeitnahe Austausch mit den beteiligten Berufsgruppen, um auch aus dieser Perspektive die Entwicklung im Blick zu haben.

Zwischenbericht		
Datum/Zeit		**Kurznotiz**
15.10.2013	Atmung:	Atemtherapiegerät wurde auf Station geliefert, Krankengymnasten lernen Patienten an.
17.10.2013	Atmung:	Mobiles Sauerstoffgerät wurde bestellt und einen Tag vor Entlassung nach Hause geliefert. Die Uhrzeit wird vorher mit der Ehefrau abgesprochen. Die Atemtherapie wird mittlerweile von dem Patienten selbstständig durchgeführt.
	Schmerzen:	Der Schmerztherapeut hat die Medikation umgestellt und der Patient ist derzeit schmerzfrei.
	Ernährung:	Patient bekommt vor den Mahlzeiten einen Appetitanreger und hat seit Aufnahme 1 kg zugenommen.
22.10.2013	Atmung:	Sauerstoffgerät und der Rollator wurden lt. Ehefrau heute nach Hause geliefert.
	Schmerzen:	Patient durch adaptierte Schmerztherapie weiterhin schmerzfrei.
	Ernährung:	Patient konnte aufgrund Appetitanreger ausreichend Nahrung zu sich nehmen und nimmt leicht an Gewicht zu.

Abb. 6.3: Beispiel für eine Dokumentation des Monitoring in Papierform
Quelle: Eigene Darstellung.

Entlassung

Herr M. kann nach zehn Tagen ins häusliche Umfeld entlassen werden. Das Case Management hat vor der Entlassung die eingeleiteten Maßnahmen noch einmal auf Vollständigkeit überprüft. Das Sauerstoffgerät wurde zeitgerecht nach Hause geliefert, Atemtherapiegerät und Rollator nimmt der Patient am Entlassungstag mit. Der Transport nach Hause erfolgt durch die Ehefrau. Herr M. erhält einen Entlassungsbrief und hat bereits einen Termin zur Wiedervorstellung in der onkologischen Ambulanz. Der Termin wurde durch das Case Management organisiert.

Entlassungstag-Evaluation			
Datum/Zeit		**Kurzbericht**	
		ja	Nein
23.10.2013	Arztbrief liegt vor:	X	
	Medikamentenplan:	X	
	Röntgenbilder/CT-Bilder wurden mitgegeben:		X
	Pflegeüberleitungsbogen liegt vor?	X	
	Kurznotiz: Patient verlässt die Station im stabilen Allgemeinzustand und ist weiterhin schmerzfrei. Bei Rückfragen wird sich der Patient oder die Ehefrau bei dem Case Management melden.		

Unterschrift: _____

Abb. 6.4: Beispiel für eine Dokumentation der Entlassungs-Evaluation in Papierform
Quelle: Eigene Darstellung.

6.2 Fallbeispiel 2

Ein Arzt aus der onkologischen Ambulanz im Hause bittet telefonisch um sofortige stationäre Aufnahme einer 64-jährigen Patientin. Frau G. hat ein fortgeschrittenes Non-Hodgkin-Lymphom (eine bösartige Erkrankung des Lymphsystems) und erhielt bisher eine ambulant durchgeführte Chemotherapie. Nun stellt sich Frau G. in Begleitung ihrer Tochter mit Fieber, Appetitlosigkeit und Gewichtsverlust ambulant vor. Nach Rücksprache mit dem diensthabenden Oberarzt und den Stationsärzten wird die Patientin rasch stationär aufgenommen. Aufgrund des reduzierten Allgemeinzustands von Frau G. findet das Aufnahmegespräch im Beisein der Tochter im Patientenzimmer statt.

Assessment

Zur Dokumentation der Daten und Informationen benutzt das Case Management den Assessmentbogen in elektronischer Form. Auch in der elektronischen Form notiert das Case Management die Einweisungsdiagnose, die Nebendiagnosen, aktuelle Probleme, die soziale Situation und vorhandenen Ressourcen. Als relevante Nebendiagnosen sind ein Diabetes mellitus Typ II, eine arterielle Hypertonie, eine koronare Herzkrankheit und eine Totalendoprothese der rechten Hüfte bekannt. Hinsichtlich vorhandener Allergien berichtet die Tochter von einer Penicillin- sowie einer Pflasterallergie. Die Patientin gibt an, seit einem Tag Fieber bis 39 Grad Celsius zu haben. Zudem sei sie von Appetitlosigkeit geplagt mit begleitender Gewichtsabnahme und extremer Schwäche. Die Gewichtsabnahme in den letzten zwei Wochen betrug fünf Kilogramm. Davor wurde die vor drei Monaten begonnene ambulante Therapie von der Patientin gut vertragen. In den letzten Tagen fühlt sie sich zunehmend schwächer und war aufgrund einer Gangunsicherheit in ihrer Beweglichkeit eingeschränkt. Hinzu kam eine Verschlechterung des Gemütszustands im Sinne einer reaktiven Depression. Frau G. lebt allein in einer Erdgeschoßwohnung und versorgte sich bisher aus eigener Sicht weitgehend selbständig, wobei sie von ihrer berufstätigen Tochter inzwischen täglich besucht und unterstützt wird. Aufgrund der ermittelten Informationen ergibt sich bereits zu diesem Zeitpunkt ein Hinweis auf einen poststationären Versorgungsbedarf. Nach Abschluss des Assessments erhalten die betreuende Pflegekraft und der Stationsarzt einen mündlichen Übergabebericht über den aktuellen Status der Patientin.

Kölner Interprofessioneller Patienten- Aufnahme- und Verlaufsstandard (KIPAV)

Stammdaten

Name:	Geisen	**Kostenträger:**	KKH | Allianz
Vorname:	Inge	**Versicherungsnr.:**	K859085885
Geburtsdatum:	10.12.1949 Alter: 62 Jahre		
		Hauptversicherter:	
Geschlecht:	W	**Name:**	Moritz
Besonderheiten:		**Vorname:**	Azad
Fachabteilung:	Medizin I	**Wahlleistung:**	
Station:	13.1A Hämato-Onkologie	**BG-Fall:**	☐
Nationalität:	deutsch	**Telefonnummern Patient:**	
Adresse:	Herren-von-Eppstein-Str.	**Festnetz:**	0221/xxxx
	50739 Ahlen	**Mobil:**	-
Konfession:	römisch-katholisch	**E-Mail Adresse**	☐ ja ☐ nein
Aktuelle Tätigkeit:			

Angehörige/ Bezugsperson:

Tochter	**Tel.Nr.** 0173 -xxxx	**Tel.Nr.**	
	Tel.Nr.	**Tel.Nr.**	

Medizinische Daten

Ein-/ Zuweisung durch:
Dr. Hausmann XXX

Hauptdiagnose: fortgeschrittendes B-NHL Stadium IV ED 3/2013

relevante Neben-diagnose/n: Diab.mell Typ II, art. Hypertonie, z.n. Hüft-Tep. rechts 12/2010, KHK, z.n. Pneumonie 12/2010,

BMI: Gewicht: 74.00 /kg Größe 169.00 /cm **berechneter BMI =** 25.91

Aktuelle Beschwerden: Fieber in Aplasie, Appetitlosigkeit, Gewichtsverlust (5kg-in 2 Wochen), allgemeine Schwäche, zur Zeit psychisch labil

Allergien: ☑ ja ☐ nein Welche? Penicillin, Pflaster

Einweisung nach ☐nach PsychKG ☐Betreuungsgesetz

Arztbriefe/ Vorbefunde vorhanden? ☑ ja ☐ nein   **Arztbriefe/ Vorbefunde angefordert?** ☐ ja ☐ nein

☐ Röntgen
☐ CT
☐ MRT
☐ EKG
☐ EEG
☐ Laborbefunde
☑ Arztbrief von Dr. Mustermann
☐ sonstiges

Infektionen: ☐ ja ☑ nein

Maßnahmen: Link zur Krankenhaushygiene

Isolation: ☐ ja ☑ nein

Schmerzen: ☑ ja ☐ nein

Schmerzskala - NRS (stärkster Schmerz in den letzten 24 Stunde 5.0

Schmerzintensität	0	1	2	3	4	5	6	7	8	9	10
Ausprägung						☑					

Wert: 5.0

0 = kein Schmerz 10 = stärkster vorstellbarer Schmerz

☐ chronische Schmerzen ☑ akute Schmerzen

Lokalisation:
Hüfte rechts

Patient erhält Schmerztherapie: ☐ ja ☑ nein

Wunden/ Dekubitus: ☐ vorhanden ☑ nicht bekannt

Zugänge: ☐ vorhanden ☑ nicht vorhanden

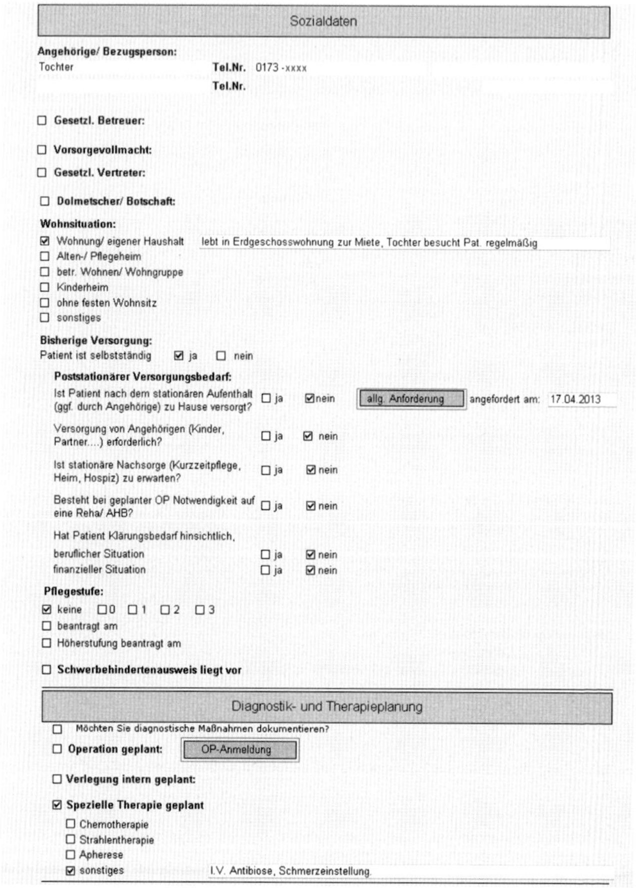

Sozialdaten

Angehörige/ Bezugsperson:
Tochter — **Tel.Nr.** 0173 -xxxx
Tel.Nr.

☐ **Gesetzl. Betreuer:**

☐ **Vorsorgevollmacht:**

☐ **Gesetzl. Vertreter:**

☐ **Dolmetscher/ Botschaft:**

Wohnsituation:
☑ Wohnung/ eigener Haushalt — lebt in Erdgeschosswohnung zur Miete, Tochter besucht Pat. regelmäßig
☐ Alten-/ Pflegeheim
☐ betr. Wohnen/ Wohngruppe
☐ Kinderheim
☐ ohne festen Wohnsitz
☐ sonstiges

Bisherige Versorgung:
Patient ist selbstständig ☑ ja ☐ nein

Poststationärer Versorgungsbedarf:
Ist Patient nach dem stationären Aufenthalt (ggf. durch Angehörige) zu Hause versorgt? ☐ ja ☑ nein [allg. Anforderung] angefordert am: 17.04.2013
Versorgung von Angehörigen (Kinder, Partner....) erforderlich? ☐ ja ☑ nein
Ist stationäre Nachsorge (Kurzzeitpflege, Heim, Hospiz) zu erwarten? ☐ ja ☑ nein
Besteht bei geplanter OP Notwendigkeit auf eine Reha/ AHB? ☐ ja ☑ nein
Hat Patient Klärungsbedarf hinsichtlich,
beruflicher Situation ☐ ja ☑ nein
finanzieller Situation ☐ ja ☑ nein

Pflegestufe:
☑ keine ☐ 0 ☐ 1 ☐ 2 ☐ 3
☐ beantragt am
☐ Höherstufung beantragt am

☐ **Schwerbehindertenausweis liegt vor**

Diagnostik- und Therapieplanung
☐ Möchten Sie diagnostische Maßnahmen dokumentieren?
☐ **Operation geplant:** [OP-Anmeldung]

☐ **Verlegung intern geplant:**

☑ **Spezielle Therapie geplant**
☐ Chemotherapie
☐ Strahlentherapie
☐ Apherese
☑ sonstiges — I.V. Antibiose, Schmerzeinstellung

Abb. 6.5: Beispiel für eine Dokumentation in einem elektronischen Assessmentbogen KIPAV (Kölner Interdisziplinärer Patienten Aufnahme- und Verlaufsbogen)
Quelle: Eigene Darstellung.

Versorgungsmanagement

Der erforderliche Behandlungsverlauf und die Notwendigkeit der Erstellung eines bedarfsgerechten Versorgungsplans werden mit der Patientin und der Tochter gemeinsam besprochen und dokumentiert. Im vorliegenden Fall stehen vor allem die Probleme im Bereich Ernährung, Mobilität und Psyche im Vordergrund und es werden Lösungsmöglichkeiten erarbeitet. Als gemeinsam abgestimmtes, poststationäres Ziel wird von der Patientin eine verbesserte häusliche Versorgung gewünscht. Neben den schon eingeleiteten diagnostischen und therapeutischen Maßnahmen werden zusätzlich über das Case Management problemorientiert die benötigten Professionen einbezogen:

Die Patientin leidet unter Appetitlosigkeit mit Gefahr der Hypoglykämie bei bestehenden Diabetes mellitus und einer Gewichtsabnahme. Zur Verbesserung des Ernährungszustands und guter Einstellung des Diabetes wird die Ernährungsberaterin eingeschaltet. Poststationär wird eine häusliche Behandlungspflege zur Insulingabe und Kontrolle durch das Überleitungsmanagement veranlasst.

Die Patientin ist seit ihrer Erkrankung zunehmend depressiv verstimmt, wobei sie sich wünscht, eine dahingehende Unterstützung zu bekommen. Das damit verbundene Ziel ist die Verbesserung der psychischen Stabilität. Entsprechend wird die psychosoziale Betreuung der Patientin durch das psychoonkologische Team in die Wege geleitet. Weiterhin erhalten Patientin und Tochter die Kontaktdaten von geeigneten Selbsthilfegruppen.

Die Patientin fühlt sich aufgrund ihrer Erkrankung und körperlichen Schwäche, vor allem nachts und am Wochenende, in ihrem häuslichen Umfeld unsicher. Die Patientin kann sich derzeit nur eingeschränkt selbständig versorgen. Alltägliche Arbeiten wie Einkaufen und Essenszubereitung fielen zuletzt zunehmend schwer. Entsprechend sollte das Case Management für die verbesserte Sicherheit und Versorgungssituation im häuslichen Umfeld Sorge tragen. Der Sozialdienst des Hauses wird informiert, um ggf. einen Schwerbehindertenausweis zu beantragen sowie die Installation eines Hausnotrufs und die Organisation eines Mahlzeitendienstes zu veranlassen.

Aufgrund der Bewegungseinschränkungen im Rahmen der körperlichen Schwäche und der Gangunsicherheit besteht eine erhöhte Sturzgefahr. Ziel sollte sein, die Beweglichkeit der Patientin und damit ihre Unabhängigkeit wieder zu verbessern. Das Überleitungsmanagement wird beauftragt, einen Rollator und eine Toilettensitzerhöhung nach Hause zu liefern. Stationär wird die Patientin durch die Physiotherapie unterstützt. Im Idealfall kann die Physiotherapie ambulant fortgeführt werden unter der Voraussetzung, dass diese von Seiten des Hausarztes rezeptiert werden kann.

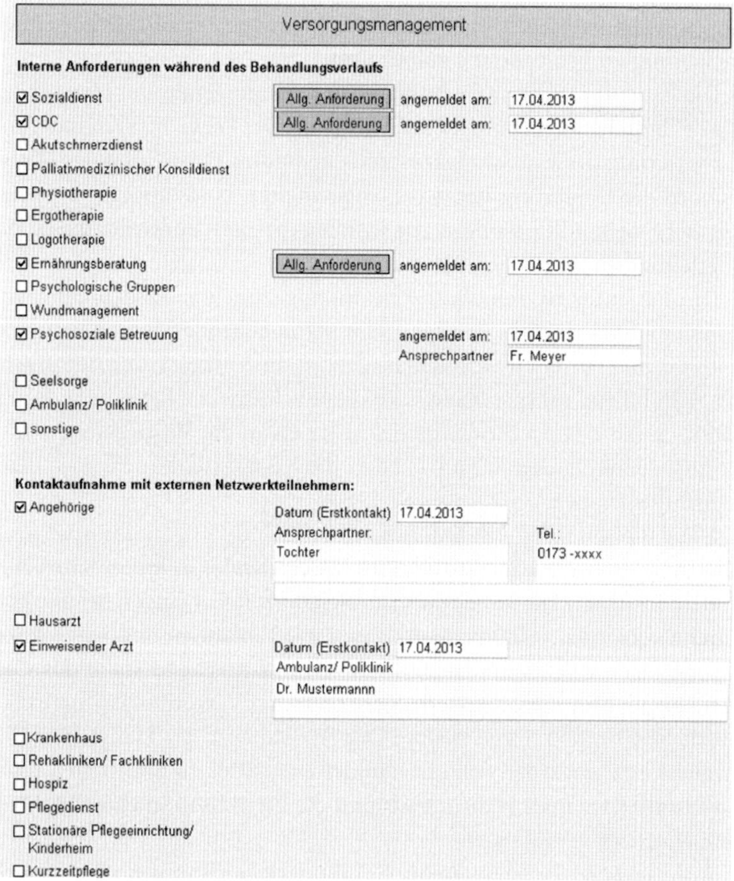

Versorgungsmanagement

Interne Anforderungen während des Behandlungsverlaufs

- ☑ Sozialdienst — Allg. Anforderung — angemeldet am: 17.04.2013
- ☑ CDC — Allg. Anforderung — angemeldet am: 17.04.2013
- ☐ Akutschmerzdienst
- ☐ Palliativmedizinischer Konsildienst
- ☐ Physiotherapie
- ☐ Ergotherapie
- ☐ Logotherapie
- ☑ Ernährungsberatung — Allg. Anforderung — angemeldet am: 17.04.2013
- ☐ Psychologische Gruppen
- ☐ Wundmanagement
- ☑ Psychosoziale Betreuung — angemeldet am: 17.04.2013 — Ansprechpartner: Fr. Meyer
- ☐ Seelsorge
- ☐ Ambulanz/ Poliklinik
- ☐ sonstige

Kontaktaufnahme mit externen Netzwerkteilnehmern:

- ☑ Angehörige — Datum (Erstkontakt) 17.04.2013 — Ansprechpartner: Tochter — Tel.: 0173 -xxxx
- ☐ Hausarzt
- ☑ Einweisender Arzt — Datum (Erstkontakt) 17.04.2013 — Ambulanz/ Poliklinik — Dr. Mustermannn
- ☐ Krankenhaus
- ☐ Rehakliniken/ Fachkliniken
- ☐ Hospiz
- ☐ Pflegedienst
- ☐ Stationäre Pflegeeinrichtung/ Kinderheim
- ☐ Kurzzeitpflege

Abb. 6.6: Beispiel für eine elektronische Dokumentation Versorgungsmanagement KIPAV (Kölner Interdisziplinärer Patienten Aufnahme- und Verlaufsbogen)
Quelle: Eigene Darstellung.

Alle relevanten Informationen müssen vom Case Management zeitnah dokumentiert und in der Patientenakte hinterlegt werden. Dazu gehören die angeforderten Leistungen, die Ansprechpartner der einzelnen Professionen, der zeitliche Rahmen für die einzuleitenden Maßnahmen und der aktuelle Behandlungstand.

Monitoring

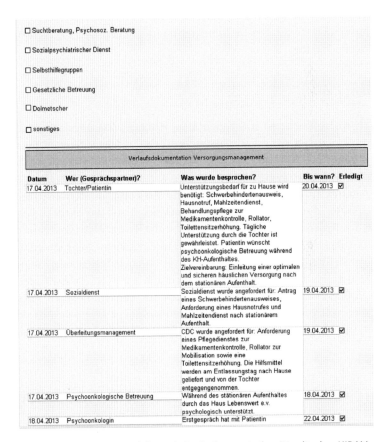

Abb. 6.7: Beispiel für eine elektronische Dokumentation Monitoring KIPAV (Kölner Interdisziplinärer Patienten Aufnahme- und Verlaufsbogen)
Quelle: Eigene Darstellung.

Das Case Management überwacht während des gesamten stationären Aufenthalts die angemessene Durchführung der geplanten Versorgungsleistungen. Regelmäßig führt das Case Management Gespräche mit Frau G. und ihrer Tochter, um bei Veränderungen im Versorgungsbedarf rechtzeitig reagieren zu können. Die wöchentlich stattfindenden Fallbesprechungen und der zeitnahe Austausch mit den beteiligten Professionen im Rahmen von persönlichen Gesprächen und Telefonaten ergänzen den Wissensstand. Alle Erkenntnisse werden schriftlich fixiert (»Was wird benötigt? Womit kann das Problem behoben werden? Wer ist zuständig?« etc.). Die Dokumentation unterstützt hierbei das Monitoring nachhaltig.

Entlassung

Nach einer Woche ist die Patientin in einem entlassungsfähigen Zustand. Einen Tag vor der Entlassung werden die eingeleiteten Maßnahmen vom Case Management auf Vollständigkeit und Angemessenheit überprüft. Hierzu gehört die pünktliche und vollständige Lieferung der Hilfsmittel in das häusliche Umfeld der Patientin, die termingerechte Versorgung durch den ambulanten Pflegedienst und das aktuelle Befinden der Patientin. Gemäß Planung wird die Tochter die Patientin am Entlassungstag gegen 10:00 Uhr nach Hause begleiten. Am Entlassungstag erhält Frau G. einen Entlassungsbrief (für den betreuenden Arzt in der onkologischen Ambulanz), einen Termin zur Wiedervorstellung in der Ambulanz, einen Überleitungsbogen für den ambulanten Pflegedienst, eine Verordnung häuslicher Krankenpflege und eine Liste der benötigten Medikamente, die ambulant verschrieben werden müssen.

7 Hilfreiche Instrumente für die alltägliche Praxis

In der Zusammenarbeit mit dem ärztlichen Dienst und den Pflegenden entwickelte das Case Management unterstützende Instrumente für seine tägliche Arbeit. Diese Instrumente erlauben ein schnelleres Arbeiten, Strukturen und Prozesse werden transparenter, und neuen Mitarbeitern können die Instrumente auch als Orientierungshilfe dienen.

Zu den wichtigsten Instrumenten zählen:

- Die Aufnahmekriterien in Form eines Triage-Systems (▶ Kap. 7.1)
- Ein gut ausgebautes Netzwerk (▶ Kap. 7.2)
- Ein Formular »Stationäre Anmeldung« (▶ Kap. 7.3)
- Ein Formular »Telefonische Gesprächsnotizen für stationäre Anmeldungen« (▶ Kap. 7.4)
- Der Assessment- und Verlaufsbogen in Papierform und elektronischer Form (▶ Kap. 7.5)
- Regelmäßige multiprofessionelle 360 Grad-Fallbesprechungen (▶ Kap. 7.6)
- Vordefinierte Behandlungspfade (Clinical Pathways) (▶ Kap. 7.7)
- Die Erstellung und Pflege einer Belegungsstatistik (▶ Kap. 7.8)

7.1 Die Aufnahmekriterien in Form eines Triage-Systems

Grundsätzlich gilt, dass jeder Krankenhausaufenthalt auch aus Sicht des Gesetzgebers begründet sein muss. So wird beispielsweise in Paragraph 17a Abs. 1 KHG der Krankenhausträger aufgefordert, sicher zu stellen, dass keine Patienten in das Krankenhaus aufgenommen werden oder dort verbleiben, die nicht oder nicht mehr der stationären Krankenhausbehandlung bedürfen. Bewertungsgrundlage der Angemessenheit stationärer Patientenbehandlung sind die GAEP-Kriterien (German Appropariateness Evaluation Protocol), die aus der Dokumentation schlüssig hervorgehen müssen (Schwaiberger M 2002). Die GAEP-Kriterien enthalten Kriterien, unterteilt in sechs Hauptkategorien (A–F) mit insgesamt 33 Kriterien, die eine Notwendigkeit eines Behandlungstags begründen. Die GAEP-Kriterien können sehr hilfreich bei der Erstellung hauseigener krankheitsspezifischer Aufnahmekriterien sein und sollten bei der Erarbeitung berücksichtigt werden. In der Regel erstellt das Case Management mit dem zuständigen Oberarzt und Stationsärzten krankheitsspezifische Aufnahmekriterien nach ABCD-Prioritäten unterteilt. Ähnlich der Notfall-Triage (Dringlichkeitsbeurteilung in der Notaufnahme) werden die ABCD-Prioritäten mit Farbcodes hinterlegt (▶ Abb. 7.1 Aufnahmekriterien). So stuft man einen Patienten in Priorität A, wenn eine akute vitale Gefährdung aufgrund Dyspnoe bei oberer Einflussstauung vorliegt. Entsprechend der hohen Priorität muss der Patient innerhalb von zwölf Stunden aufgenommen werden. Eine gut erarbeitete Triage, die nahe an den alltäglich auftretenden Krankheitskonstellationen angelehnt ist, ist für die rasche Ermittlung der Behandlungsdringlichkeit durch das Case Management und den zuständigen Oberarzt sehr hilfreich. Auch werden wiederkehrende Grundsatzdiskussionen weitgehend eingedämmt und versachlicht.

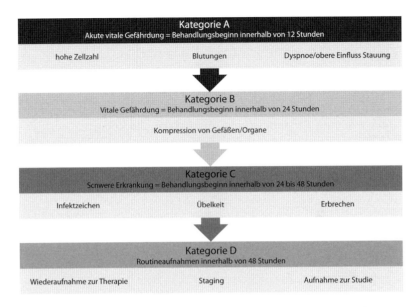

Abb. 7.1: Beispiel für eine Einstufung der Dringlichkeit der Aufnahme basierend auf klinischen Kriterien
Quelle: Eigene Darstellung.

7.2 Ein gut ausgebautes Netzwerk

Eine weitere zentrale Aufgabe des Case Managements ist der Aufbau und die Pflege eines Netzwerks, um möglichst effizient den Versorgungsbedarf des Patienten in erforderlicher Qualität erbringen zu können. Das Case Management nimmt hierbei die koordinierende Position zwischen dem Patienten und den Netzwerkpartnern ein. Aus diesem Grund ist es wichtig, bereits vor und auch während der Einführung des Case Managements kontinuierlich Informationen zusammenzutragen, welche Netzwerkpartner für die gemeinsame Arbeit hilfreich und notwendig sind. Die benötigten Netzwerkpartner (▶ **Abb. 7.2** Netzwerkdia-

77

gramm) können sowohl einzelne Personen als auch Einrichtungen sein. Wichtige Netzwerkpartner innerhalb einer Klinik sind beispielsweise Ansprechpartner aus der Abteilung des Überleitungsmanagements, dem Sozialdienst, der Seelsorge, der Physiotherapie, der IT-Abteilung, dem diagnostischen Bereich sowie der Verwaltung. Zu den bedeutenden Ansprechpartnern außerhalb der Klinik gehören die umliegenden Krankenhäuser, die zuweisenden Arztpraxen, die kooperierenden Reha-Kliniken, Hospize, Apotheken, Sanitätshäuser und ambulante Pflegedienste.

Beim Erstkontakt mit den entsprechenden Netzwerkpartnern per Telefon, E-Mail oder bei einem persönlichen Besuch wird die Arbeit des Case Managements vorgestellt. In den Gesprächen wird die zukünftige Zusammenarbeit und Aufgabenverteilung besprochen. Gemeinsame Ziele werden definiert und feste Ansprechpartner inklusive Kontaktdaten benannt. Im Idealfall werden die Vereinbarungen verbindlich schriftlich geregelt. Zur besseren Übersicht erstellt sich das Case Management eine »Netzwerkliste«, die in einzelne Gruppen (Praxen, Krankenhäuser, Hospize etc.) mit Adresse, Telefon und Ansprechpartner

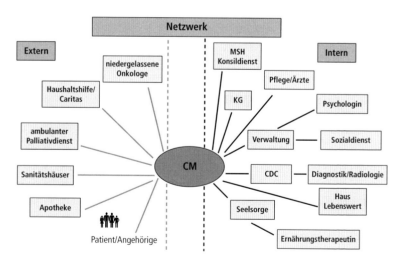

Abb. 7.2: Netzwerkdiagramm
Quelle: Eigene Darstellung.

untergliedert ist. Eine Unterstützung der Klinikleitung kann nötig werden, wenn Netzwerkpartner schlecht erreichbar, diese jedoch wichtig für die Arbeit des Case Managements sind.

Die Steuerung und Pflege der Netzwerkpartner obliegt dem Case Management. Klare Strukturen, transparente Abläufe, Verlässlichkeit und Erreichbarkeit auch von Seiten des Case Managements sind unerlässlich. Unterstützt werden kann das Funktionieren des Netzwerks durch Kontaktpflege in Form von Besprechungen wie z. B. den Fallbesprechungen und durch Einzelgespräche. Das Vorhandensein einer guten und gemeinsamen IT-Struktur erleichtert zudem die gemeinsame Zusammenarbeit maßgeblich.

7.3 Das Formular »Stationäre Anmeldung«

Das Formular »Stationäre Anmeldung« ist ein hilfreiches und unverzichtbares Werkzeug für das Case Management. Der Erstkontakt mit dem Zuweiser findet zwar in der Regel telefonisch statt, aber jeder Zuweiser sollte das Formular im Vorfeld ausfüllen und zusenden oder dies im Anschluss an das erste Telefonat erledigen. Das Formular ergänzt die Informationen, die im Gespräch ausgetauscht werden und hilft, die wesentlichen Informationen verbindlich abzufragen und zu dokumentieren. Gerade für Anfragen für die Verlegung komplexer Fälle aus externen Kliniken kann es äußerst wichtig sein, mögliche Probleme im Vorfeld zu erkennen und darauf vorbereitet zu sein. Neben den Stammdaten des Patienten und dem ärztlichen Ansprechpartner mit Kontaktdaten werden wichtige medizinische und pflegerische Besonderheiten durch den Zuweiser schriftlich angegeben. Mit diesen Informationen kann das Case Management auch aus der Perspektive des pflegerischen und ärztlichen Teams den zu erwartenden Versorgungsaufwand besser einschätzen und entsprechend handeln. So können bereits vor Eintreffen des Patienten wichtige Vorbereitungen getroffen werden, beispielsweise die Organisation und Vorbereitung

79

UNIKLINIK KÖLN

Klinik I für Innere Medizin
Onkologie, Hämatologie, Klinische Infektiologie, Klinische Immunologie,
Hämostaseologie und internistische Intensivmedizin

Uniklinik Köln I Klinik für Innere Medizin I I Case Management I
Kerpener Strasse 62 I 50924 Köln

Case Management
Klinik für Innere Medizin I
XXXXX
Telefon:
Telefax:

Stationäre Anmeldung

Patientenetikett

Einweisende Einrichtung/
Arzt/Ärztin:

Telefon:

Telefax:

Aufnahmediagnose: _____

Relevante Nebendiagnosen: _____

_____

Aktuelle Symptome: _____

_____

Mobilität: ☐ selbstständig ☐ mit Hilfe ☐ immobil

Bewusstsein: ☐ klar ☐ eingeschränkt, warum: _____

_____

Kommunikation: ☐ intakt ☐ eingeschränkt, warum: _____

_____

Atmung: ☐ normal ☐ O2-Pflichtig/ O2 l ? _____

Zugänge/Sonden/Drainagen: _____

Infektionen: ☐ MRSA ☐ Sonstige: _____

Abb. 7.3: Beispiel für ein Formular »Stationäre Anmeldung« für Zuweiser
Quelle: Eigene Darstellung.

eines Einzelzimmers, falls eine Isolation eines Patienten mit multiresistentem Keim notwendig wäre. Auch kann die Vorbereitung des Zimmers mit der benötigten Ausstattung wie beispielsweise ein Druckluftanschluss für ein Drainagesystem erfolgen oder die Organisation eines Spezialbettes für den 200 Kilogramm schweren Patienten notwendig sein. Auch die Vorab-Information diagnostischer Abteilungen kann erfolgen, falls z. B. eine rasche Computertomographie in der Radiologie erforderlich sein sollte. Das Formular hilft auch bei der Übergabe an das pflegerische und ärztliche Team, das sich so im Vorfeld ein erstes Bild über die Hauptdiagnose, Nebendiagnose, aktuelle Symptome sowie den pflegerischen und medizinischen Allgemeinzustand des Patienten machen kann.

7.4 Das Formular »Telefonische Gesprächsnotizen für stationäre Anmeldungen«

Zur Dokumentation und Nachverfolgung der zahlreichen telefonischen Anfragen von Zuweisern sollte ein Formular für telefonische Gesprächsnotizen eingesetzt werden, das speziell an die Gesichtspunkte des Case Managements angepasst ist. Ergänzend werden hier zusätzlich Fragen an Patienten und Angehörige aufgenommen. Aber auch für neue Mitarbeiter, auf die viele verschiedene Arbeiten und Aufgaben gleichzeitig einstürzen, ist dieses Formular ein wichtiges Werkzeug im täglichen Informationsmanagement und hilft, die Übersicht zu wahren. Informationen zum Patienten und Kontaktdaten des Anrufers können strukturiert erfasst und die Anfragen gegebenenfalls zeitversetzt und in Abhängigkeit von der Priorität abgearbeitet werden. Das Formular sollte die wichtigsten Fragen zum Patienten enthalten, um möglichst weitere Telefonate zu vermeiden. Weiterhin erlaubt der Vordruck eine strukturierte Abfrage während des Telefonats und erweckt beim Anrufer einen ersten positiven Eindruck des Case Managements.

Anruf von......?

Name:_____Datum:_____

Ruf
Nr.Festnetz:_____Mobil:_____

Fragen an den Zuweiser

Frage: Name, Vorname, Geburtsdatum des Patienten?

Notiz:_____

Frage: Versicherungsstatus?

Notiz:_____

Frage: Einweisungsdiagnose/ Verdachtsdiagnose?

Notiz:_____

Frage: Nebendiagnosen?

Notiz:_____

Frage: Aktuelle Beschwerden/ Symptome?

Notiz:_____

Frage: Infektionen/ Isolationen/ Zugänge/Drainagen?

Notiz:_____

Frage: Durchgeführte Diagnostik?

Notiz:_____

Frage: Mobilität des Patienten?
Notiz:_____

Frage: Arztbrief vorhanden?

Notiz:_____

Frage: Transport des Patienten (Wann, Wie, Woher)

Notiz:_____

Fragen an den Patienten und Angehörigen

Frage: Diagnostische Unterlagen/Arztbrief liegen vor?

Notiz:_____

Frage: Aktuelle Beschwerden/Symptome?

Notiz:_____

Frage: Wie und wann kommt der Patient in die Klinik/
Wegbeschreibung bekannt?

Notiz:_____

Frage: Begleitperson? Unterbringung von Angehörigen nötig? (Hotelliste)

Notiz:_____

Frage: Einweisungsschein und Versicherungskarte vorhanden?

Notiz:_____

Allgemeine Hinweise für den Anrufer

- Mobile Patienten melden sich in der zentralen Patientenaufnahme an
- Immobile Patienten werden durch das Case Management angemeldet
- Aufnahmegespräch durch das Case Management im Büro oder im Patientenzimmer
- Allgemeine Informationen zum Internet-Zugang auf Station, Sat-TV, Telefon, Einzelzimmer, Doppelzimmer
- Kurzbeschreibung organisatorischer Ablauf am Aufnahmetag

Abb. 7.4: Beispielformulare »Anrufnotizen für stationäre Anmeldungen« zur Erfassung der wichtigsten Eckdaten
Quelle: Eigene Darstellung.

7.5 Der Assessment- und Verlaufsbogen in Papierform und elektronischer Form

Zur optimalen Patientenversorgung gehört auch eine gut strukturierte und durchdachte Case Management-Dokumentation. Die Verpflichtung zur ausführlichen, sorgfältigen und vollständigen Dokumentation betrifft nicht nur das ärztliche und pflegerische Team, sondern in gleicher Weise das Case Management. Die Dokumentation bildet die Grundlage zur schlüssigen Nachvollziehbarkeit des gesamten Behandlungsverlaufs. Dies hat zur Konsequenz, dass eine prozessbegleitende Dokumentation zur bedarfsgerechten und zielgerichteten Steuerung des Versorgungsprozesses vorhanden sein muss. Der Assessment- und Verlaufsbogen ist daher nicht nur ein wichtiges Arbeitsinstrument, sondern auch der zentrale Dokumentationsnachweis der Tätigkeiten des Case Managements. So sind beispielsweise alle Daten und Informationen, die im Aufnahmegespräch gesammelt werden, dort hinterlegt. Nachfolgend wird auf den Assessment- und Verlaufsbogen in Papierform als auch in elektronischer Form eingegangen.

7.5.1 Der Assessment- und Verlaufsbogen in Papierform

Insbesondere in der Startphase macht es Sinn, zunächst ein Tool wie den Assessment- und Verlaufsbogen in Papierform zu benutzen. So lassen sich die anfangs zahlreichen Verbesserungsideen schnell umsetzen und ergänzen. Der Bogen muss konsequent bei allen Patienten eingesetzt werden und wird im Verlauf der Behandlung vom Case Management regelmäßig aktualisiert. Als praktikable Lösung hat sich bei der Papierform die Trennung des Assessments von der Verlaufsdokumentation erwiesen, da diese beiden Anteile an verschiedenen Stellen hinterlegt werden. Diese Trennung entfällt bei der elektronischen Version. In der Papierversion wird der Assessmentbogen im pflegerischen Cardex für alle beteiligten Berufsgruppen einsehbar hinterlegt, während der Verlaufsbogen im Büro des Case Managements hinterlegt ist und dort gepflegt wird. Der Assessmentbogen enthält Angaben wie persönliche Daten, Haupt- und Nebendiagnose, aktuelle Beschwerden und die Bezugspersonen mit Kontaktdaten. Der Verlaufsbogen hingegen enthält weitere wichtige Hintergrundinformationen, die insbesondere Themen wie das soziale Umfeld, die Wohnsituation und weitere Case Management-relevante Fragen widerspiegeln. In Hinblick auf die Verlaufsdokumentation werden zeitnah die benötigten bzw. die bereits eingeleiteten Maßnahmen durch das Case Management dokumentiert. Dokumentiert wird im Idealfall immer nach dem gleichem Schema, z. B.:

- Was/Womit/Wie? – Was wird benötigt und mit welcher Maßnahme wird das Ziel erreicht?
- Wer? – Wer muss eingeschaltet werden?
- Bis wann? – Bis wann sollte das Ziel erreicht sein?

Der aktuelle Verlauf wird in Form von Kurzberichten erstellt. Die Entlassungsplanung umfasst die Maßnahmen, die zur nachstationären Versorgung benötigt werden. Der Papierbogen sollte in der Regel nur eine Übergangslösung darstellen, um dann zeitversetzt in der elektronischen Patientenakte umgesetzt zu werden.

7.5.2 Der Assessment- und Verlaufsbogen in elektronischer Form

Die heute in Krankenhäusern weitgehend etablierte elektronische Patientenakte macht eine vernetzte und einheitliche Dokumentationsform möglich und zwingend notwendig. Eventuell bereits bestehende Papierformulare werden hierdurch abgelöst und durch die elektronische Form ersetzt. Insbesondere ist dann die strikte Trennung zwischen Assessment- und Verlaufsbogen nicht mehr notwendig. So kann einerseits das Case Management den Verlauf jederzeit aktualisieren, während andererseits alle beteiligten Berufsgruppen zeitnah Zugriff auf die aktuellen Informationen haben.

Der Case Management-Bereich beinhaltet ein Aufnahmeassessment und eine Verlaufsdokumentation. Der beispielhafte Assessment- und Verlaufsbogen in elektronischer Form ist in den Kapiteln 6.1 bis 6.2 dargestellt. Die EDV-Lösung ermöglicht eine hohe Transparenz für alle an der Behandlung Beteiligten und vermeidet insbesondere eine Doppeldokumentation.

7.6 Regelmäßige multiprofessionelle 360 Grad-Fallbesprechungen

360 Grad-Fallbesprechungen können insbesondere in Abteilungen Sinn machen, in den die durchschnittliche Verweildauer der Patienten über einer Woche liegt (z. B. hämatologisch-onkologische Abteilungen, Psychiatrie). Die Fallbesprechungen sind unter anderem abzugrenzen von ethischen Fallbesprechungen oder interdisziplinären ärztlichen Fallbesprechungen (z. B. Tumorboards). Denn bei den 360 Grad-Besprechungen werden nicht nur medizinisch-pflegerische Aspekte beleuchtet, sondern der Fall aus verschiedensten Blickwinkeln diskutiert. Ziel ist, einen umfassenden Eindruck über die aktuelle Gesamtsituation des Patienten zu gewinnen. Diese B esprechungen sind für das Case Management ein sehr hilfreiches Instrument, um einerseits die momentane Situation des Patienten einzuschätzen sowie andererseits den aktuellen Status der Versorgungsmaßnahmen zu erheben und notwendige Änderungen bei Bedarf vorzunehmen. 360 Grad-Fallbesprechungen finden in regelmäßigen Abständen, beispielsweise einmal wöchentlich statt und tragen dazu bei, die Krankengeschichte des Patienten gemeinsam zu beleuchten und alle Professionen auf den gleichen Wissensstand zu bringen.

Alle an der Behandlung Beteiligten aus dem ärztlichen, pflegerischen, therapeutischen, seelsorgerischen und sozialdienstlichen Berufsgruppen wirken an den Besprechungen mit. Aspekte der Fallbesprechung sind neben der Krankengeschichte auch Inhalte wie:

- Welche Wünsche und Ziele verfolgt der Patient nach seiner Behandlung?
- Welche Unterstützung erhält der Patient stationär?
- Wie ist die familiäre Situation des Patienten?
- Benötigen die Angehörigen Unterstützung?
- Verfügt der Patient über ein soziales Netzwerk?
- Wie und in welchem Umfeld lebt der Patient?
- Ist der Patient nach der Therapie häuslich versorgt?
- Welche Aussichten hat der Patient hinsichtlich seiner Heilung?

Ziel der Fallbesprechung ist der gemeinsame und regelmäßige Austausch von wichtigen Informationen für das multi-professionelle Behandlungsteam. Gemeinsam werden Vorschläge und Lösungswege erarbeitet, Behandlungsstrategien werden dargestellt, reflektiert und zeitnah bei Bedarf entsprechend angepasst. Weiterhin fördert die Fallbesprechung die bestehende Kommunikation und Kooperation im Behandlungsteam und beeinflusst die Arbeitszufriedenheit und Arbeitsatmosphäre positiv. An den Besprechungen sollten alle Beteiligten verbindlich teilnehmen und das Treffen an einem zentralen Ort und zu einer festen Zeit stattfinden. Die Dauer der Fallbesprechung hängt von der Anzahl und Komplexität der jeweiligen Fälle ab, sollte jedoch 60 Minuten nicht überschreiten.

Nicht immer ist die Bereitschaft für 360 Grad-Fallbesprechungen in Kliniken vorhanden, da Vorbehalte verschiedener Art bestehen. So wird eine weitere Besprechung voreilig als weiterer Zeitfresser im engen

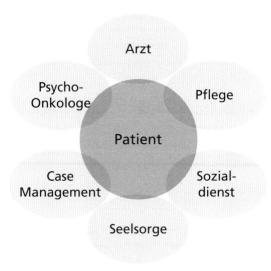

Abb. 7.5: Das multiprofessionelle Team betrachtet in der 360 Grad-Besprechung die aktuelle Situation des Patienten aus allen Blickwinkeln und bringt sich auf einen gemeinsamen aktuellen Wissenstand Quelle: Eigene Darstellung.

Zeitplan abgewehrt. Als Case Management sollte man dennoch auf die Etablierung einer solchen Runde bestehen und das Zustandekommen forcieren. Spätestens wenn sich die ersten positiven Effekte der Besprechung einstellen, fallen die meisten Widerstände. Im Idealfall wird das Treffen zur zentralen Kommunikationsplattform, bei der sich die beteiligten Professionen auf Augenhöhe begegnen können. Die Gespräche über Patienten und deren Angehörige wirken sich in mehrfacher Form positiv aus: Alle Beteiligten gewinnen eine umfassende Sicht auf die Situation des Patienten und bringen sich auf den aktuellen Stand. Es findet darüber hinaus auch ein Austausch über generelle Prozessprobleme statt. Ferner lassen sich Probleme umfassend und kompetent diskutieren und schneller gemeinsam lösen.

Außerdem wird das interprofessionelle Wir-Gefühl (Teambuilding) gefördert.

7.7 Vordefinierte Behandlungspfade (Clinical Pathway)

Nach Information des Sachverständigenrates zu Begutachtung und Entwicklung im Gesundheitswesen führen gerade eine fehlende Standardisierung und mangelndes Wissen um die Tätigkeitsinhalte der jeweils anderen Berufsgruppe zu einer Verschlechterung der Versorgungsqualität (vgl.: http://www.svr-gesundheit.de/). So ist eine fehlende Standardisierung ein Zeichen für mangelnde Zusammenarbeit der Gesundheitsberufe. Mit der Einführung des Case Managements kommt es zu einer Neugestaltung der Aufgaben innerhalb des Behandlungsteams. Die neuen Arbeitsabläufe und festgelegten Zuständigkeiten müssen für das Behandlungsteam transparent dargestellt werden. Hierfür sollten Behandlungspfade in Zusammenarbeit mit den Ärzten entwickelt und vom Klinikdirektor freigegeben werden. Klinische Behandlungspfade sind geeignete Instrumente, die interdisziplinären Abläufe, Zuständigkeiten und Interventionen bei der Behandlung eines Patienten mit einer bestimmten Diagnose festzulegen. Mögliche Vorteile der Behandlungspfade sind beispielsweise:

- Standardisierter Behandlungsverlauf
- Festlegung von Zuständigkeiten
- Verbesserung der Qualität der Versorgung
- Kosten- und Leistungsoptimierung bestehender Prozesse
- Fachliche Reflexion der Prozesse
- Schaffung von Transparenz in den Arbeitsabläufen und Zuständigkeiten
- Steigerung der Patienten- und Mitarbeiterzufriedenheit

Wenn das Case Management klinische Behandlungspfade für z. B. die abteilungsrelevanten Top 10-Diagnosen erstellt, dann geschieht das in der Regel in enger Zusammenarbeit mit dem ärztlichen und pflegerischen Dienst. Die klinischen Behandlungspfade enthalten auch die Versorgungsschritte des Case Managements. Die Pfade können beispielsweise als Flussdiagramm (Flow Chart) dargestellt werden und bilden die einzelnen Arbeitsschritte in der Versorgung ab, so wie dies im Beispiel Behandlungspfad Bronchial Carcinom abgebildet ist (▶ Abb. 7.6). Der dargestellte Versorgungs- und Behandlungspfad zeigt auf, welche Leistungen wann und vom wem zu erbringen sind. Er umfasst Arbeitsschritte von der stationären Aufnahme bis zur Entlassung sowie der poststationären Behandlung. Die einzelnen Aufgaben sind den jeweiligen Berufsgruppen zugeordnet. So ist beispielsweise festgelegt, welche Untersuchungen und welche diagnostischen Verfahren zu welchem Zeitpunkt von wem zu erbringen sind. Auch die Verweildauer ist für das Case Management ein wichtiger Parameter bei der Steuerung des Versorgungsprozesses im Krankenhaus. Deswegen kann in dem Pfad auch die erwartete mittlere Verweildauer als Richtwert zur effizienten Prozesssteuerung angegeben werden. Das Case Management ist im Regelfall mit verantwortlich für die Einhaltung des Pfades und koordiniert in Absprache mit dem ärztlichen Dienst den Behandlungsprozess. Abweichungen werden vom Case Management erfasst und zusammen mit dem ärztlichen Dienst entsprechend angepasst.

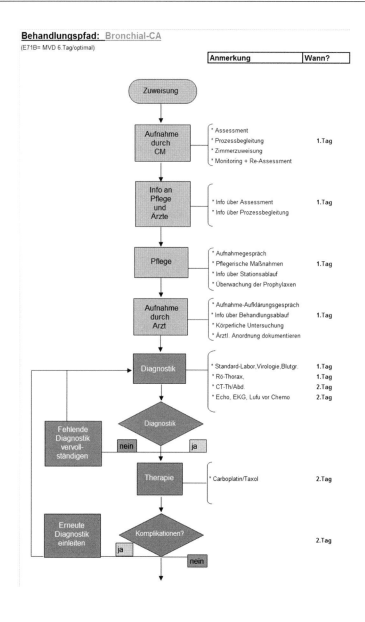

Behandlungspfad: Bronchial-CA

(E71B= MVD 6.Tag/optimal)

	Anmerkung	Wann?

Zuweisung

Aufnahme durch CM
* Assessment
* Prozessbegleitung — 1.Tag
* Zimmerzuweisung
* Monitoring + Re-Assessment

Info an Pflege und Ärzte
* Info über Assessment — 1.Tag
* Info über Prozessbegleitung

Pflege
* Aufnahmegespräch
* Pflegerische Maßnahmen — 1.Tag
* Info über Stationsablauf
* Überwachung der Prophylaxen

Aufnahme durch Arzt
* Aufnahme-Aufklärungsgespräch
* Info über Behandlungsablauf — 1.Tag
* Körperliche Untersuchung
* Ärztl. Anordnung dokumentieren

Diagnostik
* Standard-Labor, Virologie, Blutgr. — 1.Tag
* Rö-Thorax, — 1.Tag
* CT-Th/Abd. — 2.Tag
* Echo, EKG, Lufu vor Chemo — 2.Tag

Fehlende Diagnostik vervollständigen — Diagnostik — nein / ja

Therapie
* Carboplatin/Taxol — 2.Tag

Erneute Diagnostik einleiten — Komplikationen? — ja / nein — 2.Tag

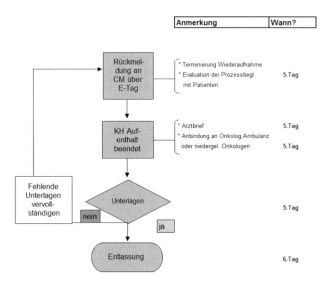

Abb. 7.6: Beispiel Behandlungspfad Bronchialkarzinom
Quelle: Eigene Darstellung.

7.8 Die Erstellung und Pflege einer Belegungsstatistik

Ein hilfreiches Instrument für das Case Management ist die Belegungsstatistik, die in der Regel vom Controlling erstellt werden. Die Belegungsstatistik enthält die Anzahl der Betten auf den einzelnen Stationen innerhalb der Fachabteilung, die Bettenauslastung als auch die Verweildauer. Das Controlling ermittelt die Daten in der Regel mindestens einmal monatlich und sollte diese dem Case Management zur Verfügung stellen. So hat das Case Management zeitnah einen objektiven Eindruck über die Auslastung der Stationen. Umgekehrt kann gerade das Case Management eine schlechte Auslastung zum Teil besser als die Verwaltung interpretieren, da das Case Management die Situation vor Ort kennt und im engen Austausch mit dem pflegerischen und ärztlichen Personal ist. Das Case Management erkennt mögliche Ursachen für eine geringe Auslastung zeitnah. Beispielsweise wenn eine Unterbesetzung des ärztlichen oder pflegerischen Teams vorliegt und somit Betten aufgrund Personalengpässen nicht belegt werden können (▶ Kap. 9.3 Case Management aus Sicht des Controllings). So kann das Case Management konstruktives Feedback an den Klinikdirektor geben.

7.9 Wie ist der »Aufnahmedruck«?: Ein strategisches Messinstrument des Case Managements

Das Case Management sollte immer eine eigene fachinterne Statistik führen. Diese wird in Abhängigkeit von der Anzahl der Aufnahmen bis zu mehrmals täglich aktualisiert und beinhaltet die täglichen Aufnahmen pro Station und insbesondere die Dokumentation jedes Patienten, der aufgrund mangelnder Bettenkapazität nicht (!) aufgenommen werden konnte (sogenannte »abgelehnte oder verschobene Aufnahmen«). Diese gemessenen Ablehnungen und Verschiebungen sind ein wichtiger Indikator für den »Aufnahmedruck«, also die Anzahl der Patientinnen und Patienten, die noch in Warteschlange stehen. Dieser Wert wird in der Regel an keiner anderen Stelle in einem Krankenhaus systematisch erfasst. Der Aufnahmedruck ist ein hilfreicher Indikator für das Case Management, aber auch für den Klinikleiter und letztlich auch die Geschäftsführung, da sich aus den Informationen unter Umständen sogar strategische Überlegungen wie Bettenerweiterung ergeben können. Eine Veränderung des Aufnahmedrucks kann einen frühzeitigen Hinweis auf anstehende Herausforderungen in der Versorgung stationärer Patienten geben: Steigt der Wert an, so ist die Klinik oder Abteilung eventuell besonders gefragt und der Anstieg ist durch eine gesteigerte Nachfrage zu erklären. Es können aber auch logistische Probleme bei der Entlassung von Patienten vorliegen und die Aufnahmen »stauen«

sich und warten auf freie Betten. Dieses Phänomen tritt unter anderem dann auf, wenn poststationäre Versorgungsmaßnahmen nicht zeitgerecht zur Entlassung umgesetzt sind und beispielsweise das Pflegebett zu Hause nicht geliefert ist. Ein Rückgang der des Aufnahmedruckes gibt frühzeitig Hinweise auf einen sinkenden Bedarf, insbesondere noch bevor die Belegungsstatistik oder Bettenauslastung absinkt. So kann das Case Management dem Klinikleiter frühzeitig Hinweise geben und mögliche Ursachen für die zurückgehende Nachfrage können ermittelt werden.

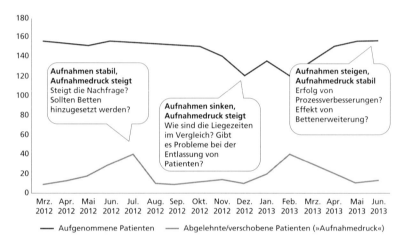

Abb. 7.7: Zeitlicher Verlauf der Statistik Aufnahmen und Aufnahmedruck (aus den Veränderungen ergeben sich strategische Fragen)
Quelle: Eigene Darstellung.

Der Aufnahmedruck ist als ein Indikator zu verstehen, der es erlaubt, eventuell anstehende Probleme frühzeitig zu erkennen. Ohne eine solche interne Statistik wird ein erhöhter Bedarf in der Regel nicht gemessen und quantifiziert. In diesem Sinne kann die Arbeit des Case Managements Teil eines Frühwarnsystems für eine Abteilung oder eine ganze Klinik sein. Die Auswertung der Daten sollte regelmäßig monatlich erfolgen und insbesondere dann mit dem Klinikleiter diskutiert werden, wenn Besonderheiten auftauchen (▶ Abb. 7.7 Zeitlicher Verlauf der Statistik Aufnahmen und Aufnahmedruck). Auch können diese Informationen bei Bedarf den Ärzten und den pflegerischen Teamleitungen vorgestellt und gemeinsam besprochen werden. Insbesondere der Vergleich von Aufnahmedruck mit der Anzahl an Aufnahmen gibt hilfreiche Hinweise. Extreme Abweichungen wie z. b. eine geringe Fallzahl kombiniert mit hohem Aufnahmedruck oder auch ein Rückgang des Aufnahmedrucks können Anhaltspunkte geben, um tiefer in das Problem einzusteigen und Lösungsstrategien zu erarbeiten. Bei einem konstant hohen Aufnahmedruck kann die Erhöhung der Bettenzahl ein Ausweg sein oder zu einer verstärkten Kooperation mit anderen Krankenhäusern und Reha-Kliniken führen, um den Entlassungsprozess zu beschleunigen oder Patienten in Partnerinstitutionen »umzulenken«. Insofern kann das Case Management mit der Messung des Aufnahmedruckes hilfreiche Daten für strategische Entscheidungen liefern.

8 Aspekte des Arbeitsalltags im Case Management

Im Folgenden sollen einige praktische Aspekte des Arbeitsalltags im Case Management beleuchtet werden: vom Tagesablauf über die Herausforderung, auf verschiedenen Handlungsebenen gleichzeitig agieren zu müssen, bis hin zu kleinen alltäglichen Gegebenheiten, die hier als Glanzlichter dargestellt werden. Daneben wird auf Dokumentationsschwierigkeiten, Versorgungslücken im ambulanten Bereich sowie Kommunikationsdefizite im Dialog mit den externen Zuweisern kurz eingegangen.

8.1 Tätigkeitsschwerpunkte im Tagesablauf

Anders als man eventuell erwarten würde, besteht die Arbeit des Case Managements nicht hauptsächlich aus Patienten- und Angehörigenkontakten. Vielmehr nimmt die Arbeit hinter den Kulissen den weitaus größeren Anteil ein. Schätzt man die Zeitanteile, die die Arbeitsschwerpunkte im Case Management einnehmen, so entfällt letztlich nur etwa ein Drittel der Arbeitszeit auf den direkten Patientenkontakt (▶ Abb. 8.1 Anteil der Arbeitsschwerpunkte an der Gesamtarbeitszeit). Etwa gleich viel Zeit muss in der Regel für Telefonate und Netzwerkarbeit aufgewandt werden und ein weiteres Drittel entfällt auf die Verwaltungsarbeit.

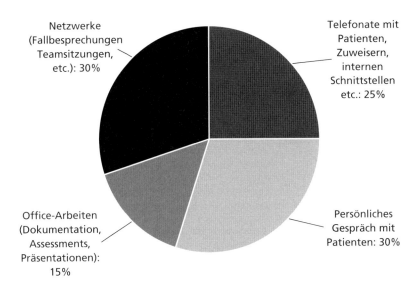

Abb.8.1: Geschätzter relativer Zeitaufwand für die einzelnen Arbeitsschwerpunkte
Quelle: Eigene Darstellung.

Aufgrund der Vielfältigkeit der Aufgaben ist ein strukturierter Tagesablauf als Ausgangsbasis für ein professionelles und erfolgreiches Arbeiten im Case Management hilfreich. Im Idealfall existieren neben einer klaren Tagsstruktur ein hohes Maß an Flexibilität, definierte Kompetenzen und Transparenz der Arbeit für die beteiligten Berufsgruppen. Die in Zusammenarbeit mit der Klinikleitung festgelegten Tätigkeiten (▶ Kap. 3.3) für das Case Management bilden die Grundlage für die Erstellung eines Tagesablaufs. In der Praxis bedeutet dies, dass das Case Management, je nach Art des Faches (konservativ oder operativ) und dem fachlichem Schwerpunkt der Klinik einen an die Gegebenheiten angepassten Tagesablauf erstellt. So wird ein chirurgisches Case Management bereits um ca. 7:00 Uhr mit den Ärzten zusammensitzen, während sich ein internistisches Team unter Umständen erst gegen 8:30 Uhr zusammenfindet. Beispielhaft sei hier ein Ablauf des Case Managements der Inneren Medizin vorgestellt.

Tab. 9.1 Beispiel Tagesablauf Case Management

07:00 bis 08:30 Uhr	• Belegungslisten der fachinternen Stationen ausdrucken • Überprüfung von Neuaufnahmen/Notfälle über Nacht und Assessment durchführen • Elektronischen Terminkalender auf aktuellen Stand überprüfen • Stationsrundgang und Austausch mit den Pflegenden bezüglich aktueller Situation auf den einzelnen Stationen • Rücksprache mit dem zuständigen Hintergrund Oberarzt bezüglich der notwendigen stationären Aufnahmen aus der zentralen Notaufnahme
08:30 bis 09:00 Uhr	• Besprechung der Aufnahmen und Entlassungen mit den jeweiligen Stationsärzten in der »Morgenrunde« • Rücksprache mit der zentralen Notaufnahme und Intensivstation bezüglich Aufnahmen • Besprechung der zu belegenden Zimmer mit den Pflegenden und Stationsärzten • Absprache mit den Arzthelferinnen und dem Patientenservice bezüglich der Aufnahmen und Entlassungen • Entsprechende Zimmeraufbereitung veranlassen
09:00 bis 10:00 Uhr	• Entgegennahme von Anrufen der Patienten, Angehörigen und Zuweiser und jeweilige Bestätigung oder Verschiebung der geplanten Aufnahme • Einbestellung der Patienten
10:00 bis 10:30 Uhr	• Sicherstellen, dass zu entlassende Patienten das Zimmer verlassen haben • Instruktion des Patientenservice hinsichtlich Bettenreinigung und Zimmerreinigung • Information der Pflegenden über anstehende Aufnahmen und Entlassungen
11:00 bis 13:00 Uhr	• Neuaufnahmen mit Durchführung Assessment/ Versorgungsplanung • Anschließende Begleitung der Patienten in die Zimmer

Tab. 9.1 Beispiel Tagesablauf Case Management – Fortsetzung

	• Kurzübergabe der Neuaufnahmen an die betreuenden Pflegekräfte und Aushändigung der medizinischen und pflegerischen Unterlagen • Anforderung von Untersuchungen im KIS-System • Dokumentation des Assessments, des Versorgungsplans und angeforderten Untersuchungen in der ePA
13:45 bis 15:15 Uhr	• 360 Grad-Fallbesprechungen, Teamsitzungen, Stationsbesprechungen, Präsentationen Case Management für neue Mitarbeiter, allgemeine Officetätigkeiten

8.2 Spannungsfeld Versorgungs- und Organisationsebene

Die Arbeitsgebiete des Case Managements lassen sich im Wesentlichen auf zwei verschiedene Bereiche aufteilen: die Fallebene und die übergeordnete Organisationsebene. Auf der Fallebene lassen sich wiederum zwei Anteile unterscheiden: der direkte Patientenkontakt und die Tätigkeiten, die sich aus dem Patientenkontakt ergeben.

Zu den Arbeiten im Rahmen des direkten Patientenkontakts zählen die Telefonate mit Patienten und Zuweisern, das Aufnahmegespräch mit Erstellung eines Assessment und eines Versorgungsplans gemeinsam mit den Patient und Angehörigen.

Im Rahmen der fallbezogenen Interaktionen ohne direkten Patientenkontakt werden mit den Netzwerkpartnern Untersuchungstermine vereinbart und z. B. der Sozialdienst oder das Überleitungsmanagement eingeschaltet. Die Organisationsebene umfasst alle Tätigkeiten, die das Case Managements fernab von der patientenbezogenen Arbeit verrichtet. Die Arbeiten auf der Organisationsebene umfassen 360 Grad-Fallbesprechungen und Teambesprechungen, das Lösen von Schnittstellen- oder

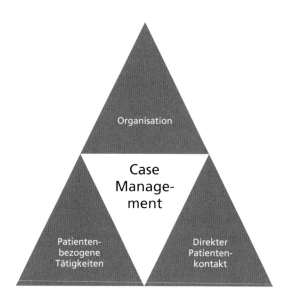

Abb. 8.2: Case Management erfordert Multitasking auf verschiedenen Handlungsebenen
Quelle: Eigene Darstellung.

Ablaufproblemen, die Netzwerkpflege und die Erhebung von Daten sowie die Erstellung von Statistiken. Das parallele Handeln auf diesen verschiedenen Ebenen ist für das Case Management von zentraler Bedeutung und gleichzeitig eine große Herausforderung. Als zentrale Schnittstelle, gewissermaßen als »Dreh- und Angelpunkt« müssen auf der einen Seite die Belange und Bedürfnisse der Patienten und Angehörigen berücksichtigt, die Interessen und Eigenheiten der unterschiedlichen Berufsgruppen beachtet und übergeordnete organisatorische Probleme gelöst werden. Die vielen Schnittstellen innerhalb und außerhalb der Klinik bedeuten ein hohes Maß an Kommunikation, Organisationsgeschick, Interaktion und Informationen. Informationen erhält das Case Management in der Regel durch direkte Kommunikation mit den beteiligten Berufsgruppen, Gespräche durch Telefonate, eingehende E-Mails und Faxe. Die zahlreichen Informationen müssen zeitnah bearbeitet werden und erfordern oftmals eine sofortige Prioritätensetzung, damit in den vielfältigen Problemsituationen wirkungsvoll geholfen werden kann. Die komplexen Strukturen im Krankenhaus und die vielen Schnittstellen beeinflussen den Arbeitsablauf maßgeblich. Einzelne und sich wiederholende Störfaktoren, die den Arbeitsablauf negativ beeinflussen oder sogar Arbeitsschritte verhindern, sind unter anderem:

- Informationsdefizite innerhalb des Behandlungsteams aufgrund der vielen beteiligten Berufsgruppen.
- Rückmeldungen und unerwarteter akuter oder überdurchschnittlich hoher Gesprächsbedarf seitens der Patienten und Angehörigen.
- Überlastung und Überforderung der Angehörigen bei geplanter Überleitung der Patienten in das häusliche Umfeld.
- Interessenkonflikte der einzelnen Professionen aufgrund unterschiedlicher Ziele.
- Zahlreiche eingehende Anrufe von intern als auch extern.
- Außerplanmäßige Meetings zur Lösung akut aufgetretener Probleme, die sofortiges Handeln erfordern.
- Ausfall der EDV-Anlage und damit verbundene Verzögerung der Arbeitsabläufe sowie Rückstau von Dokumentationsaufgaben.

8.3 Unterschiedliche Dokumentationsformulare und Medien

Im klinischen Alltag dokumentieren alle Prozessbeteiligten meist zeitnah und gewissenhaft, dabei werden allerdings häufig unterschiedliche Medien verwendet. Im Extremfall nutzen einige Abteilungen eine elektronische Patientenakte, während andere noch die Papierdokumentation anwenden. Grundsätzlich beinhalten die Dokumentationen alle benötigten Informationen und Daten, die für einen Behandlungsverlauf wichtig sind. Da aber jede Klinik und Profession für sich, mit unterschiedlichen Prioritäten und teils abteilungsspezifischen Formularen dokumentiert, kostet es häufig sehr viel Zeit, sich ein umfassendes Gesamtbild zu verschaffen. So kann es alleine durch die unterschiedlichen Medien und Formulare zu Informationsbrüchen kommen. Dies bedeutet:

- Der Behandlungsverlauf ist den beteiligten Berufsgruppen häufig auf Anhieb nicht transparent.
- Wesentliche Informationen und Daten müssen in den verschiedenen Akten, Archiven und Systemen gesucht werden.
- Fehlende Informationen müssen unter Umständen nochmals erfragt werden.
- Die Einsicht in die elektronische Dokumentation ist den beteiligten Berufsgruppen nur bedingt oder gar nicht möglich aufgrund von fehlenden Zugriffsberechtigungen im KIS.
- Die Erstellung klinischer Behandlungspfade mit EDV-gestützten Vorgabedokumenten und Checklisten ist häufig nicht möglich.
- Die elektronische Weitervermittlung von Arztbriefen und Befunden vor allem an externe Berufsgruppen ist häufig nicht möglich, da ein elektronisches Zuweiserportal fehlt.

Generell führen uneinheitliche Dokumentationsformen und Standards der einzelnen Professionen immer wieder zu Problemen, mit denen sich ein Case Management auseinandersetzen muss.

8.4 Versorgungslücken im Spannungsfeld ambulanter und stationärer Versorgung

Am Entlassungstag gibt das stationäre Case Management im Krankenhaus die Betreuung des Patienten an die weiter betreuenden Netzwerkpartner im ambulanten Bereich ab und erhält in der Regel ab diesem Zeitpunkt keine oder selten eine Rückmeldung über den weiteren Behandlungsverlauf, Zustand und Wohlbefinden des Patienten. Dies ist insbesondere vor dem Hintergrund bedauerlich, dass sich die Versorgungssituation vor allem älterer, alleinstehender Patienten schnell verändern kann und das Case Management hier mit helfen könnte, Probleme zu lösen. Gründe für die unerwarteten Veränderungen in der Versorgungssituation sind häufig Beeinträchtigungen in der Alltagskompetenz des Patienten. Beispielsweise benötigen ältere onkologische Patienten nach einem stationären Aufenthalt und während einer ambulanten Therapie aufgrund von Nebenwirkungen (Übelkeit, Müdigkeit etc.) oder durch die Krebserkrankung selbst, unerwartet Unterstützung im häuslichen Umfeld. Notwendige Unterstützungen wie z. B. eine Haushaltshilfe sind kurzfristig meist schwer organisierbar. Gründe hierfür sind unter anderem:

- das fehlende Leistungsangebot der Krankenkasse,
- die fehlende Information über mögliche Unterstützungsangebote seitens der niedergelassenen Ärzte,
- Kompetenzgerangel der verschiedenen Beteiligten,
- Zeitmangel,
- Lücken im stationären Entlassungsmanagement,
- mangelnde Kommunikation der Netzwerkpartner.

Im Ergebnis führen Defizite in der häuslichen Versorgung nicht selten zu unnötigen Krankenhauseinweisungen. Eine Reihe von Maßnahmen könnte die Versorgungslage der Patienten poststationär verbessern. Hierzu zählen unter anderem die Ausweitung der Leistungsangebote der Krankenkasse, Schulung und Beratung der niedergelassenen Ärzte über einzelne Unterstützungsangebote, verbessertes Entlassungsmanagement im stationären Bereich sowie eine entsprechende Kommunikationskultur der Netzwerkpartner. In der Praxis könnte dies beispielsweise bedeuten, dass bei Entstehung einer ambulanten Versorgungsproblematik eines Patienten der niedergelassene Hausarzt entsprechenden Unterstützungsmaßnahmen (z. B. Anforderung einer Haushaltshilfe) ohne große Reibungs- und Zeitverluste einleiten kann. Vor allem durch ein vorausschauendes und gewissenhaftes Entlassungsmanagement kann das stationäre Case Management unter den gegebenen Rahmenbedingungen in den Prozess unterstützend eingreifen. Für ein über das stationäre Management hinaus gehendes Case Managements fehlen die zeitlichen Ressourcen. Wünschenswert, aber unter den gegebenen Umständen schwer zu realisieren wäre zumindest ein telefonisches Nachhaken innerhalb von 24 bis 48 Stunden nach Entlassung wünschenswert.

Es kommt allerdings auch immer wieder zur Aufnahme von Patienten aus dem ambulanten Bereich aufgrund von Versorgungsproblemen. Diesem Problem sehen sich Krankenhäuser zunehmend ausgesetzt. Die Ursachen hierfür sind vielfältig und unter anderem durch eine unzureichende Rechtslage bedingt (siehe auch: http://www.ambulante-versor-¬ gungsluecke.de/). Aber genau wie oben beschrieben, können im ambulanten Bereich lückenhafte oder fehlende Kommunikation zwischen den beteiligten Professionen und Institutionen (ambulanter Pflegedienst, Sanitätshäuser etc.) zu Versorgungsengpässen führen, die in einer stationären Aufnahme münden. Übergeordnete Organisationsstrukturen im Sinne eines ambulanten Case Managements sind meist nicht vorhanden. Das Resultat: Fehl- und/oder Unterversorgung der Patienten und dadurch Qualitätsverlust in der Versorgung im ambulanten Bereich. In der Folge kommen höhere Kosten aus Sicht der Kostenträger aufgrund von vermeidbarer Aufnahmen hinzu. Zur Vermeidung dieser Missstände bedarf es einer geregelten Organisationsstruktur, einer guten Vernetzung sowie Koordination und Kooperation im ambulanten Bereich. Den Möglichkeiten des stationären Case Managements sind bei dieser Problematik sicherlich Grenzen gesetzt, da dann die stationäre Aufnahme am Ende einer fehlgeschlagenen ambulanten Versorgung steht. Ab diesem Zeitpunkt versucht man, »den Stall abzuschließen, wenn die Kuh schon geklaut ist«. Man kann sich aber als stationäres Case Management aktiv einbringen und mit Ansprechpartnern im ambulanten Bereich austauschen, um eine Verbesserung auch in der rein ambulanten Versorgung gemeinsam mit den Kostenträgern zu erreichen.

8.5 »Glanzlichter« rund ums Case Management

Die in Kapitel 6 aufgeführten Fallbeispiele zeigen beispielhafte Verläufe, die das Case Management in der Praxis erlebt. Eine besondere Herausforderung im Alltag des Case Managements bilden die ungeplanten und ungewöhnlichen Ereignisse, die meist unter Zeitdruck ein Handeln erfordern. Diese teils recht dramatischen, teils sogar skurrilen Ereignisse, hier mit einem Augenzwinkern als »Glanzlichter« ausgeführt, kosten meist besonders viel Zeit und Nerven. Dennoch gehören diese Vorkommnisse zum Klinikalltag. Für diese Glanzlichter wird es keine Standards geben, gefragt sind situatives Handeln und Kreativität. In der Regel wird in Zusammenarbeit mit den beteiligten Berufsgruppen eine gute Lösung für alle Beteiligten gefunden.

»Glanzlichter« – TOP 12

1. Ein Patient trifft mit dem Liegend-Transport mit Mundschutz, Einmalkittel und Handschuhen aus einem externen Krankenhaus auf der Station ein. Dass der Patient MRSA-positiv ist und folglich isoliert werden muss, wurde vorher gewollt oder ungewollt nicht angekündigt. Und wie es der Zufall will, ist ein Einzelzimmer derzeit nicht vorhanden und muss kurzfristig organisiert werden.
2. Ein privat versicherter Patient kommt planmäßig zur stationären Aufnahme und besteht auf ein Einzelzimmer, welches derzeit nicht vorhanden ist. Alle Einzelzimmer sind aus medizinischer oder pflegerischer Indikation (siehe MRSA-Beispiel) belegt. Der Patient wiederum möchte unter diesen Umständen nicht aufgenommen werden.
3. Ein Patient wird aus der Notaufnahme auf die Station verlegt. Als Flüchtling aus einem außereuropäischen Land ist er nicht versichert. Weiterhin ist er ein unabweisbarer Notfall, da Lebensgefahr besteht, wenn er nicht behandelt wird.
4. Ein Patient aus einem externen Krankenhaus kommt in Begleitung seiner Ehefrau. Beide wohnen nicht in Deutschland und die Ehefrau hat keine Unterkunft. Finanzielle Mittel für einen Hotel- oder Pensionsaufenthalt fehlen laut Aussage des Ehepaars.
5. Ein Patient aus dem außereuropäischen Ausland erscheint mit Bruder zur planmäßigen Aufnahme. Bei der Aufnahme stellt sich heraus, dass die betreuende Botschaft keine Kostenübernahme-Erklärung an die Verwaltung gesendet hat und nun das weitere Prozedere geklärt werden muss.

6. Ein Patient soll nach Hause entlassen werden. Hilfsmittel und ambulanter Pflegedienst sind im häuslichen Umfeld bereits vom Case Management frühzeitig und vorausschauend vorbereitet und organisiert worden. Am geplanten Entlassungstag verweigert der Patient die Entlassung und möchte die Station nicht verlassen.

7. Aufgrund von mehreren Fällen mit Durchfallerkrankungen auf Station wird von der Krankenhaushygiene ein sofortiger Aufnahmestopp erteilt, sodass Patienten, die zum Teil schon auf dem Weg ins Krankenhaus sind, nicht aufgenommen werden können.

8. Eine Disharmonie zwischen zwei Patienten, die sich ein Doppelzimmer teilen, eskaliert und ein Auseinanderlegen der beiden Patienten ist unumgänglich. Beide Patienten weigern sich jedoch, das Zimmer zu verlassen und möchten, dass der jeweils andere umzieht. Verzweifelt suchen die Ehefrauen der Patienten das Gespräch mit Case Management, Pflegenden und Ärzten.

9. Die Ehefrau eines schwerkranken Patienten, der sich auf Station befindet, liegt seit drei Wochen schwer krank in einem Hospiz. Die Kinder des Ehepaars möchten die Eltern noch einmal zusammen bringen und bitten um Hilfe, da der Patient derzeit nicht transportfähig ist.

10. Eine Patientin mit Down Syndrom ist lebensbedrohlich erkrankt und bedarf sofortiger stationärer Behandlung. Die Mutter ist als alleinige Betreuerin bestimmt. Die Behandlung wird sich über einen längeren Zeitraum erstrecken. Als Problem stellt sich heraus, dass die Patientin rund um die Uhr und ohne Unterbrechung durch eine Person überwacht werden muss. Aus pflegerischer und familiärer Sicht ist dies im ersten Augenschein nicht möglich.

11. Eine 98-jährige, mobile Patientin wird für ungefähr zwei Wochen zur stationären Behandlung aufgenommen. Bisher versorgte sich die Patientin selbst und pflegte ihren 94-jährigen, gehbehinderten Ehemann. Dieser lehnt die Unterstützung durch einen Pflegedienst ab. Aufgrund der Erkrankung benötigt die Patientin nun selbst Unterstützung, sodass nun für beide eine tragbare Lösung gefunden werden muss.

12. Eine 28-jährige Patientin, die Mutter von zwei kleinen Kindern ist, wird als Notfall stationär aufgenommen. Die Behandlung wird vo-

raussichtlich mehrere Wochen in Anspruch nehmen. Weder der berufstätige Ehemann noch weitere Familienmitglieder sind in der Lage, die Kinder zu versorgen.

Allgemein kann man sagen, dass meist das Case Management die erste und zentrale Anlaufstelle ist, um solche komplexen Situationen anzugehen, Lösungswege aufzuzeigen und die erforderlichen Berufsgruppen einzubeziehen. Entscheidend ist, dass sich das Case Management verantwortlich sieht und das Problem aktiv als »Kümmerer« angeht. Häufig wird dann gemeinsam nach einer Lösung gesucht und auch schnell gefunden. Durch einen professionellen Umgang mit solchen Ausnahmesituationen kann das Case Management ein unerwünschtes »Chaos« vermeiden. Im Arbeitsalltag sind diese Zwischenfälle oft eine große Herausforderung und erfordern von allen Berufsgruppen eine Bereitschaft, Verantwortung zu übernehmen und oft ein hohes Maß an Flexibilität und Kreativität. Der Aufwand lohnt sich aber auch: Ist ein komplexer und zeitaufwändiger Problemfall erst einmal gelöst, bringt dies eine besondere Zufriedenheit auf allen Seiten.

9 Auswirkungen des Case Managements aus unterschiedlichen Blickwinkeln

Die Auswirkungen eines neu eingeführten Case Managements lassen sich, wenn überhaupt, nur begrenzt quantifizieren und in Zahlen messen. Besser illustrieren lassen sich die eher qualitativen Veränderungen durch die Schilderung verschiedener, direkt oder indirekt beteiligter Berufsgruppen. Im Folgenden wurden deswegen die subjektiven Eindrücke von Kolleginnen und Kollegen verfasst und gesammelt.

9.1 Case Management aus oberärztlicher Perspektive

Die medizinische Steuerung der Aufnahmen, insbesondere der Notaufnahmen, erfolgt in unserer Fachabteilung traditionell durch Oberärzte. Verschiedene Aspekte spielen in diesem Entscheidungsprozess eine Rolle: medizinische Notwendigkeit, zeitliche Gebundenheit, lokale Expertise, Gesamtplanung der Klinik und vorhandene Ressourcen wie Betten, Personalbelastung oder ärztliche Besetzung. Eine zentrale Stelle wie die Position des Case Managements, an der die Informationen zu den aktuell vorhandenen Ressourcen zusammenlaufen, erleichtert die Abläufe ungemein. Je nach vorhandenen Ressourcen kann so unmittelbar der »Aufnahmefilter« variabel angepasst werden. Auch paralleles Zugreifen auf die gleiche Ressource durch zwei aufnehmende Kollegen wird konsequent vermieden. Von außen betrachtet bietet das Case Management eine zentrale Anlaufstelle für Anfragen zur stationären Aufnahme und liefert dem zuständigen Oberarzt bereits strukturierte medizinische Daten (Arztbriefe, Pflegeberichte etc.). Dadurch werden alle zu dem neuen Patienten vorhandenen Daten unmittelbar an einer Stelle zusammengefasst. Die Detailplanung der Aufnahme kommt somit aus einer Hand. Gerade im klinischen Alltag erfolgt die Anfrage zur stationären Aufnahme eines Patienten bei den Oberärzten meist parallel zu anderen Tätigkeiten. Anders als die medizinischen Hintergründe werden die für die organisatorischen Abläufe entscheidenden Aspekte (Uhrzeit der Verlegung/Aufnahme, Infektionsstatus, Mobilität des Patienten, Versicherungsstatus) von oberärztlicher Seite häufig nicht konsequent erfragt oder festgehalten. Hier bietet das Case Management die Möglichkeit, gerade solche Aspekte mit in die Planung einfließen zu lassen. Dies bedeutet nicht nur eine Erleichterung für die oberärztlich tätigen Kollegen, sondern führt auch zu einem bei weitem reibungsärmeren Ablauf. Darüber hinaus bietet eine langfristige Case Management-Einheit auch die Möglichkeit, eine grundsätzliche Steuerung der Aufnahme-Politik umzusetzen. Bei Verschiebung des Schwerpunkts der Klinik bietet das Case Management ein ständiges Korrektiv in der Interaktion mit den wechselnden an der Aufnahme beteiligten Oberärzten. Als zentrale Anlaufstelle für die verschiedensten Berufsgruppen erfährt das Case Management sehr viel über die Abläufe in den verschiedenen Bereichen der Klinik und kann umgekehrt Informationen verteilen. Zur Erfassung der Probleme der Abläufe innerhalb der unterschiedlichen Bereiche der Klinik und auch zur gemeinsamen Lösung ist eine solche übergreifende Einheit von enormer Hilfe. Zusammenfassend erleichtert das Case Management die alltägliche Aufnahmetriage durch zentrale Ressourcenplanung, Zusammenführen aller Daten und Erfassung der administrativ und medizinisch wichtigen Aspekte. Durch den zentralen Charakter des Case Managements ist auch eine langfristige Aufnahmesteuerung möglich. Die vielfältige Interaktion des Case Managements mit verschiedenen Berufsgruppen erlaubt eine gute Erfassung und Lösung von Problemen bei den unterschiedlichsten Prozessabläufen.

9.2 Case Management aus stationsärztlicher Perspektive

Die Einführung des Case Managements kann viele positive Effekte haben, wobei diese Effekte im ärztlichen Bereich vor allem durch den Wegfall von organisatorischen Arbeiten gekennzeichnet sind. Deswegen soll hier vor allem die Situation in den Zeiten ohne Case Management beschrieben werden. Vor der Implementierung erfolgte der Planungsprozess für stationäre Aufnahmen nahezu ausschließlich über das ärztliche Personal. Da dieser Prozess immer wieder zu Gunsten der primär ärztlichen Aufgaben zurücktreten musste, ging es entsprechend ungeordnet und teils chaotisch zu. Besonders hoch war die im Nachhinein als vermeidbar anzusehende Mehrfachbelastung des ärztlichen Personals durch medizinische und organisatorische Aufgaben. Besonders ausgeprägt war die organisatorische Belastung in den ersten Stunden des Arbeitstags. Verschiedene, teils medizinfremde Aufgaben, waren parallel zu erledigen. Geplante Entlassungen mussten ein letztes Mal visitiert werden, um die stabile medizinische Situation und damit die Entlassfähigkeit sicher zu stellen. Gegebenenfalls mussten vorbereitete Arztbriefe noch durch aktuelle Laborwerte ergänzt werden, bevor der Patient nach einem letzten Gespräch gehen konnte. Zur gleichen Zeit riefen bereits die ersten Patienten für die geplanten Aufnahmen an, um sich zu erkundigen, ob ein Bett für sie verfügbar sei. War kein Bett verfügbar, wurden die Patienten in der Regel gebeten, später noch einmal anzurufen. Beim zweiten Telefonat wurde der Patient nicht selten auf den nächsten Tag vertröstet. Der ärztliche Telefondienst erinnerte an eine Bettenbörse und führte dazu, dass ein Arzt im Durchschnitt morgens 20 bis 30 Minuten pro Stationseinheit ausschließlich mit Telefonaten verbrachte, die der Belegung von Betten gewidmet waren. Erschwerend kam hinzu, dass freie Bettenressourcen auf anderen Stationen mangels Absprache nicht genutzt wurden. Eine Abstimmung zwischen den damals drei hämato-onkologischen Stationen unserer Klinik über verfügbare freie Betten fand nicht statt. Patienten wurden in der Regel über ihre gesamte Behandlungsdauer und über viele stationäre Aufenthalte hinweg nahezu ausschließlich auf die gleiche Station aufgenommen. Mit der Einführung des Case Managements änderte sich die Situation aus ärztlicher Perspektive umfassend. Letztlich fielen die meisten organisatorischen Aufgaben hinsichtlich Aufnahmeplanung weg. Übrig blieben die primär ärztlichen Aufgaben, wie z. b. sich morgens als erstes von der Entlassungsfähigkeit der Patienten zu überzeugen und dies beim kurzen Case Management-Briefing um 8:30 Uhr zu besprechen. Teil des Briefings ist immer die Planung des weiteren Behandlungsverlaufs, wie zum Beispiel die Anbindung an einen niedergelassenen Onkologen oder die Wiederaufnahme zur stationären Fortführung der Behandlung.

9.3 Case Management aus der Sicht des Controllings

Case Management verbessert vorwiegend aus medizinischer Sicht die Prozesse der stationären Patientenversorgung. Damit verbunden sind aber auch Aspekte der ökonomischen Effizienzsteigerung. Verschiedene erlösassoziierte Größen können positiv beeinflusst werden, ohne die medizinische und pflegerische Versorgungsqualität negativ zu beinträchtigen. Zu den erlösrelevanten Größen gehören vor allem die mögliche Verkürzung der Verweildauer und eine optimierte Auslastung der Stationen. Ersteres ist vor allem Ergebnis der besser organisierten Entlassung, während letzteres zusammenfällt mit der erhöhten Umsatzrate durch frei werdende Betten und der zentralisierten Bettenvergabe über mehrere Stationen hinweg, unter der Voraussetzung, dass ein entsprechender Bedarf vorliegt.

Die Optimierung des stationären Versorgungsprozesses durch ein Case Management resultiert im Idealfall auch in positiven ökonomischen Effekten. Das oberste Gebot für das Case Management ist, die optimale Versorgung und Behandlung des Patienten in angemessener Qualität zu gewährleisten. So können Patienten durch optimale Planung und Vorbereitung ohne Verzögerung beispielsweise in eine andere Ein-

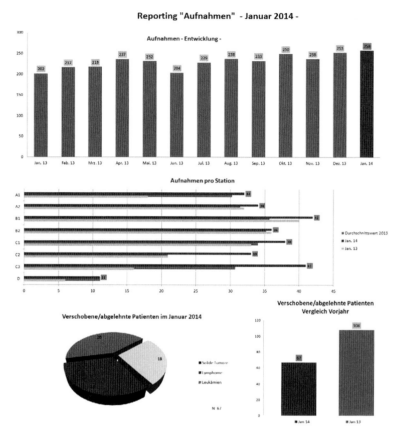

Abb. 9.1: Beispiel für ein stationsübergreifendes, monatliches Reporting von Patientenaufnahmen einschließlich Verschiebungen und Ablehnungen von Patienten (Dank an Dipl.-Ges.-Ök. Florian Kron) Quelle: Eigene Darstellung.

richtung (z. B. Rehabilitation) verlegt werden oder durch die gut organisierte Weiterversorgung zu Hause frühzeitig entlassen werden. Wenn die Mechanismen des optimalen Managements zu greifen beginnen, können diese verlängerte Aufenthalte vermeiden, die ansonsten durch organisatorische Engpässe entstehen. Damit verbunden kann es zu einer optimalen Nutzung der Verweildauer oder sogar zu einer Verkürzung kommen, ohne dass die Versorgungsqualität darunter leidet. Des Weiteren sei erwähnt, dass die nachträgliche Kürzung von Pflegetagen durch den Medizinischen Dienst der Krankenkassen (MDK) meist eine Folge von scheinbar unnötigen stationären Tagen ist, bei denen keine sichtbare medizinische Behandlung erfolgte. In der Regel treten diese verlängerten Aufenthalte durch organisatorische Engpässe auf, die sich durch ein Case Management vermeiden lassen. Ein Krankenhauscontrolling kann das Case Management unterstützen indem es ihm Werkzeuge an die Hand gibt. Dazu gehört insbesondere ein Zugriff auf Reportingmöglichkeiten im Krankenhaus-Informations-System (KIS) hinsichtlich der Patientenverweildauer. Ergänzend zu den Informationen, die im KIS verfügbar sind, kann das Case Management Daten erheben, die ansonsten kaum zu ermitteln sind. So besteht für das Case Management die Möglichkeit, die Daten zu abgelehnten und verschobenen Patienten differenziert nach übergeordneten Krankheitsgruppen zu erfassen. Daneben können ebenfalls die täglichen Aufnahmen pro Station dokumentiert werden. In einem monatlichen Report erfahren die verantwortlichen Mitarbeiter der Abteilung die aktuellen Kennzahlen übersichtlich im grafischen Format (▶ Abb. 9.1). Ein solcher Report hilft insbesondere, die Transparenz innerhalb der Abteilung zu steigern, und kann als objektive Grundlage für Diskussionen hinsichtlich Prozessoptimierungen dienen.

9.4 Case Management aus pflegerischer Sicht

Mit der Einführung des Case Managements änderten sich auch die Arbeitsabläufe und Organisationsstrukturen der Pflegenden. Vor der Einführung erfolgte nur eingeschränkt ein wenig strukturiertes Aufnahme- und Entlassungsmanagement seitens der Pflege und der Ärzte. Grund hierfür war vor allem die fehlende Zeitressource. Patientenaufnahmen wurden beispielsweise nicht umfassend geplant und Patien-

113

ten unkoordiniert einbestellt. Der tägliche Austausch über anstehende Entlassungen und Neuaufnahmen zwischen den beiden Berufsgruppen fand sehr kurzfristig und unstrukturiert statt. Die Aufnahmegespräche durch die Pflege erfolgten oftmals unter Zeitdruck, meist am Ende des Frühdienstes. Nicht selten führte dies zu einer Verzögerung von diagnostischen und therapeutischen Maßnahmen aufgrund fehlender Information und Anordnungen. Vom Ansatz her soll Case Management diese Abläufe, je nach Fachabteilung und Aufgabenbereich optimieren, standardisieren und transparenter für alle Beteiligten machen. In den Teams der Pflege und Ärzte gab es anfangs zahlreiche Bedenken, darunter Informationsverlust durch eine weitere Schnittstelle. Da die Position aufgrund knapper Ressourcen aus dem Pflegepool besetzt wurde, gab es außerdem Befürchtungen, dass es zu Mehrarbeit im pflegerischen Alltag kommt. Hinzu kam, dass die Berufsgruppen nicht auf Erfahrungsberichte bezüglich Case Management zurückgreifen konnten, da diese Funktion völlig neu war. Auch wurden die Aufgabenschwerpunkte je nach Fachabteilung unterschiedlich verteilt. Beispielsweise war das Case Management im operativen Bereich für die OP-Planung und Anmeldung von diagnostischen Maßnahmen zuständig, jedoch nicht für die Prozesssteuerung von der Aufnahme bis zur Entlassung. Diese Faktoren erschwerten anfangs die Einführung und Akzeptanz des Case Managements in der internistischen Fachabteilung. Seit der Einführung des Case Managements wurde die Situation aus pflegerischer Sicht jedoch deutlich verbessert. Die Aufgabenbereiche der einzelnen Berufsgruppen sind nun klarer definiert, Arbeitsabläufe aufeinander abgestimmt und für die beteiligten Berufsgruppen transparenter. Das Aufnahme- und Entlassungsmanagement verläuft dadurch professionell und reibungslos. Deutliche Entlastung bemerken die Pflegenden im organisatorischen und administrativen Bereich. Dadurch gewinnen die Pflegenden mehr Zeitressourcen für die zentralen pflegerischen Tätigkeiten. Der regelmäßige Informationsaustausch und die Kommunikation auf »Augenhöhe« steigert die Zusammenarbeit und Akzeptanz ungemein.

9.5 Case Management aus Sicht der pflegerischen Teamleitung

Die Einführung der Funktion Case Management bedeutet für die Teamleitung ein Umdenken in den bisherigen Strukturen. Die Etablierung der neuen Schnittstelle Case Management ist mit Reorganisation im gesamten Pflegebereich sowie Verantwortungsbereich der Teamleitung verbunden. Das hier notwendige Hinterfragen von Prozessen, Abläufen und festgelegten Strukturen bietet eine einmalige Gelegenheit für alle, vor allem auch für die Patienten und Angehörigen. Hier auf Augenhöhe miteinander die optimale Lösung zu erarbeiten, hat allen Beteiligten extrem viel Kraft abverlangt, im Ergebnis allerdings alle Anstrengungen mehr als gerechtfertigt. Die Aufgabe der pflegerischen Teamleitung verlagert sich von der klassischen Bettenplanung in Richtung Personalmanagement sowie Qualitätssicherung. Ein enger Austausch zwischen Teamleitung und Case Management ist unverzichtbar. Nur so kann die Belegung von Betten mit beispielsweise pflegebedürftigen und/oder isolierten Patienten auch von Seiten der Pflege besser gesteuert werden. Die aufgebauten Kommunikationsstrukturen und das Vertrauen sind keine Einbahnstraßen, sondern müssen von allen Seiten täglich neu gelebt und gepflegt werden. Das Case Management ist ein unverzichtbarer Bestandteil des gesamten Teams einer Klinik oder Fachabteilung.

Erkenntnisse aus der Praxis

- Alle Beteiligten begegnen sich auf Augenhöhe.
- Abläufe, Ziele und Lösungen werden gemeinsam erarbeitet und transparent gestaltet = das »WIR« gewinnt.
- Gegenseitiger Respekt und Akzeptanz sind Grundvoraussetzung.
- Bedenken und Probleme werden zeitnah besprochen und gemeinsam gelöst.

115

- Ein regelmäßiger Informationsaustausch vermeidet Informationslücken.
- Die gemeinsam aufgebaute Kommunikationskultur muss gepflegt und gelebt werden.

9.6 Case Management aus Sicht der Patienten und Angehörigen

Patienten und Angehörige erleben den Weg in die Klinik häufig als »Irrweg« mit vielen Hindernissen. Die Kontaktwege sind meist ähnlich undurchsichtig wie der verwinkelte Weg durch ein Krankenhaus. Häufig fehlt ein fester und konstanter Ansprechpartner, der den Patienten an die Hand nimmt. Hat man es als Patient endlich auf die Station geschafft, so muss häufig mit nicht nachvollziehbar langen Wartezeiten und unklaren Zuständigkeiten gerechnet werden. Aus Sicht des Patienten und der Angehörigen passiert häufig erst einmal wenig (selbst wenn im Hintergrund alles reibungsfrei läuft) und vor allem bleibt unklar, warum gewartet werden muss. Diese Umstände führen nicht selten zu Unzufriedenheit, Verunsicherung und mangelndem Vertrauen bei den Betroffenen. Alleine der Start in den stationären Aufenthalt kann dann schnell als verunsichernd und unangenehm wahrgenommen werden, selbst wenn die medizinische Versorgungsqualität in keiner Weise beeinträchtigt ist. Grundsätzlich sollte sich jeder Mitarbeiter eines Krankenhauses auch verantwortlich dafür fühlen, dass der Patient das Gefühl hat, einen guten Überblick zu haben. Im Alltag gelingt dies aufgrund der Arbeitsbelastung aller Berufsgruppen sicherlich nur teilweise. Aus Sicht der Patienten und Angehörigen wird Case Management deshalb in der Regel als positiv wahrgenommen. Patienten haben von Anfang an einen festen Ansprechpartner. Fragen, die bereits vor dem stationären Aufenthalt entstehen, werden mit derselben Person telefonisch besprochen, die später den Patienten in Empfang nimmt. Unklarheiten wie

»Welche Unterlagen muss ich mitbringen? Wie lange dauert der Aufenthalt in etwa? Welche Behandlung erwartet mich? Gibt es feste Besuchszeiten? Welche Kleidung muss ich einpacken?« können im Vorfeld geklärt werden. Während des stationären Aufenthalts bleibt das Case Management ebenfalls zentraler Ansprechpartner. Der Ablauf des Aufnahmetags, der stationäre Ablauf und auch die nachstationäre Versorgung werden gemeinsam mit dem Patienten und Angehörigen besprochen. Dadurch werden aus Patientensicht viele positive Effekte erzielt und letztlich das Vertrauen in die Klinik gesteigert. Aspekte wie Wohlbefinden, sich gehört und wahrgenommen fühlen und umsorgt zu werden haben einen hohen Stellenwert. Häufig haben diese subjektiven Wahrnehmungen eine ebenso hohe Bedeutung für die Patienten wie die kompetente medizinische und pflegerische Versorgung. Wenn das Case Management seine Rolle einmal eingenommen hat, spiegelt sich dies auch in den Rückmeldungen der Patienten wieder, wie die hier zitierten Beispiele zeigen:

- »Das Case Management trägt zum Wohlbefinden auf Station bei.«
- »Freundlich und kompetent wird man stets umsorgt.«
- »Das Case Management legt feinfühlig Patienten nebeneinander und sucht bei Problemen nach einer raschen Lösung.«
- »Das Case Management war mein erster Kontakt in der großen Klinik und nahm mir schon im Aufnahmegespräch die Sorge nur ein anonymer »Fall« zu sein.«
- »Durch das Case Management werde ich als Individuum wahrgenommen.«
- »Das Case Management war immer verlässlich, gut organisiert und sehr professionell.«
- »In den vielen Gesprächen mit dem Case Management wurden ich und mein Ehemann immer gut beraten.«

9.7 Case Management aus Sicht eines Case Managements

Die Einführung des Case Managements in unsere Klinik haben wir als echte Pionierarbeit empfunden. Alles war Neuland. Die Funktion Case Management war neu, es gab innerhalb der Klinik keine Erfahrungen, auf die zurückgegriffen werden konnte und es fehlten bei der Einführung eindeutige Rahmenbedingungen und Konzepte, die als Vorlage hätten verwendet werden können. Einerseits starteten wir in einen leeren Raum hinein, der mit Inhalten und Konzepten gefüllt werden musste. Andererseits bot uns diese Situation viele Chancen und Gestaltungsmöglichkeiten. So begannen wir mit der Erstellung eines Konzeptes. Insbesondere anfangs galt es viele Missverständnisse mit den anderen Berufsgruppen zu klären. Gern hätte man unliebsame Aufgaben, wie beispielsweise das Abheften von Arztbriefen und Befunden in die Patientenakten, Blutabnahmen und die Bestellung der Klinikkost auf uns übertragen wollen. Missverständnisse wie diese ließen sich mit der Rückendeckung der Klinikleitung, klaren Konzepten und sachlicher Argumentation immer klären. So konnte die Arbeit gut fortschreiten. In den ersten Monaten wurde das klinikinterne Konzept Schritt für Schritt umgesetzt und bei Bedarf neu angepasst. Alte Strukturen und Arbeitsabläufe wurden mit der Zeit teils durch neue ersetzt. Diese Phase war sicherlich für das Case Management und alle Beteiligten Berufsgruppen die sensibelste und zugleich spannendste Zeit. Empathisches Miteinander, regelmäßiger Austausch und Transparenz der neuen Arbeitsabläufe halfen bei der Einführung der neuen Funktion Case Management ungemein. Die Bereitschaft und Unterstützung durch den Klinikleiter sowie durch Teile des ärztlichen und pflegerischen Teams waren sehr wichtig. Innerhalb und außerhalb unserer Fachabteilung erwarteten die verschiedenen Berufsgruppen Verlässlichkeit, Erreichbarkeit und kompetentes Auftreten. Diese Eigenschaften waren auch insbesondere bei den externen Netzwerkpartnern gefragt. Wurden vor der Einführung des Case Managements die Patientenanmeldungen direkt mit dem ärztlichen Dienst besprochen, so gab es nun eine neue Funktion und Person, die dafür zuständig war. Hier galt es, eine Vertrauensbasis insbesondere mit den ärztlichen Zuweisern aufzubauen und zu pflegen. Mit der schrittweisen Umsetzung des Konzeptes stiegen auch die Anforderungen und Aufgaben.

In den folgenden Jahren kam es immer wieder zu strukturellen und organisatorischen Veränderungen innerhalb der Klinik. Das Behandlungsspektrum an Krankheiten wurde erweitert, Bettenkapazitäten erhöht, Kooperationen mit anderen Einrichtungen und niedergelassenen Hämatologen wurden intensiviert und neue Strukturen wie interdisziplinäre Tumorkonferenzen (Tumorboards) eingeführt. Auch das Spektrum an aktiven klinischen Studien wurde erweitert. Neue Verfahren wie die allogene Stammzelltransplantation nahmen an Bedeutung deutlich zu. Entsprechend veränderten sich auch die medizinischen und organisatorischen Herausforderungen. Auch die Zahl der Anfragen von außereuropäisch lebenden Patienten stieg an. Neben der Versorgung galt es, auch durch Prozessoptimierungen die Verweildauer der Patienten zu senken und mit steigenden Fallzahlen organisatorisch klar zu kommen. Diese Veränderungen und Erweiterungen hatten bedeutende Auswirkungen auf die tägliche Arbeit. Die Zahl der Patientenaufnahmen pro Tag und damit das Aufnahme- und Entlassungsmanagement verdreifachten sich im Verlauf von acht Jahren. Logistisch kam als große Herausforderung hinzu, dass die verschiedenen Stationen aufgrund von Umbaumaßnahmen und Platzmangel über drei Etagen verteilt wurden. Neue Stationen kamen hinzu und damit auch neue Kommunikationspartner, zu denen Kontakt und Vertrauen aufgebaut werden mussten. Die Gefahr, dass Informationslücken entstehen konnten, war in manchen Zeiten besonders hoch. Der engmaschige Austausch und eine entsprechende Kommunikationskultur mit den beteiligten Netzwerkpartnern waren deshalb umso wichtiger. Neue Werkzeuge, wie z. B. mobile Visitenlaptops, brachten nicht uneingeschränkt die erwarteten Erleichterungen der Arbeit mit sich, da es damit auch technische Probleme gab. Trotz aller Neuerungen sind die Kernaufgaben und Zielsetzungen des Case Managements, die anfangs definiert wurden, noch heute die gleichen. Der stetige Wechsel und die immer neuen Herausforderungen gestalten die Arbeit im Case Management besonders interessant und abwechslungsreich. Andererseits sind es gerade die zum Teil standardisierten Arbeitsabläufe, die sich wie ein roter Faden hilfreich durch das alltägliche Chaos im Arbeitsalltag ziehen. Das Schöne ist, kein Tag ist wie der andere! Die vielen persönlichen Kontakte und Gespräche, das Multitasking und die täglich wechselnden neuen Herausforderungen verhindern, dass die Arbeit zu routinelastig wird.

10 Zukünftige Herausforderungen für das Case Management

Neben den bis hierhin beschriebenen Herausforderungen wird sich in Zukunft das Case Management weiteren strukturellen, gesundheitspolitischen und medizinischen Entwicklungen stellen müssen.

10.1 Höher, schneller, weiter – Wie stark steigen die Effizienzanforderungen im Gesundheitssystem noch?

Mit Einführung des DRG-Vergütungssystem wechselte in den Jahren 2003 und 2004 die Krankenhausfinanzierung von Tagespauschalen auf Fallpauschalen. Dies hatte umfassende Auswirkungen auf den Krankenhaussektor, insbesondere in Hinblick auf Reduzierung der Verweildauer und Steigerung der Fallzahlen. Auch aktuell scheint es, dass sich an dieser Entwicklung kurzfristig wenig ändern wird und sich dieser Trend fortsetzt.

Durch den beständig wachsenden wirtschaftlichen Druck im Krankenhaussektor wird es weiterhin auch zu kontinuierlichen Veränderungen im Arbeitsumfeld des Case Managements kommen. Themen wie Bettenabbau oder aber auch -zusetzung, Verweildaueroptimierung und Ambulantisierung der Medizin stellen eine konstante Herausforderung auch für das Case Management dar. Andererseits kann das Case Management gerade durch seine zentrale Rolle im stationären Fallmanagement und seiner Sektor-übergreifender Schlüsselfunktion im

Krankenhaus dazu beitragen, die medizinische Versorgung effizient und patientennah zu gestalten. Grundsätzlich ist zu erwarten, dass Krankenhäuser zukünftig noch flexibler bei der Steuerung von Bettenkapazitäten reagieren müssen. Sowohl ein Bettenabbau als auch eine -zusetzung müssen vom Case Management mitgesteuert und koordiniert werden. Denn ein Abbau mündet häufig in der Herausforderung, die gleiche Fallzahl mit weniger Betten zu erreichen. Dagegen wird bei einer Bettenzusetzung immer auch auf die rasche, effiziente und wirtschaftliche Auslastung der Betten geachtet, um so die entstandenen höheren Personal- und Sachkosten decken zu können. Egal, in welche Richtung sich der Trend in einem Krankenhaus entwickelt, das Case Management kann hier mithelfen, sich den Herausforderungen zu stellen. Die Ambulantisierung medizinischer Leistungen beschreibt die Verlagerung von Leistungen aus dem stationären Bereich in die ambulante Versorgung. Der gesundheitspolitische Hintergrund ist zum einen der Wunsch des Gesetzgebers, durch Steuerung der Patientenströme in den ambulanten Bereich Kosten zu sparen. Zum anderen ermöglicht es aber auch der medizinische Fortschritt, dass neue Patientengruppen vom stationären in den ambulanten Sektor verlagert werden können. Für das Case Management kann dies einen doppelten Verdichtungseffekt auf die Arbeit haben. Zum einen finden zunehmend die schwierigen und komplexen Fälle den Weg in den stationären Bereich, zum anderen wird die optimale und lückenlose Organisation der ambulanten Vorbereitung und Nachbehandlung umso zentraler für den Behandlungserfolg. Im ambulanten Bereich finden sich häufig noch nicht alle Strukturen, die notwendig dafür sind. Die Strukturen auf der Handlungs- und Organisationsebene sind für solche Veränderungen meist nicht angepasst. So gibt es wesentlich seltener für ambulante Patienten die Möglichkeit, eine Beratung durch einen Sozialdienst in Anspruch zu nehmen, während dies im stationären Bereich grundsätzlich Standard ist. Solange die ambulanten Versorgungsstrukturen diesen Ansprüchen noch nicht genüge leisten, werden Patienten immer wieder aufgrund von Versorgungsproblemen im häuslichen Umfeld stationär aufgenommen. Entsprechende Umstrukturierungen und Anpassung der Prozesse an die neuen Herausforderungen im ambulanten Bereich sind notwendig (z. B. ambulanter Sozialdienst), um die Situation deutlich zu verbessern.

10.2 Internationale Patienten

Schätzungen zufolge lassen sich über 200.000 Patienten pro Jahr aus dem Ausland in Deutschland behandeln. Dieser Trend wird wahrscheinlich aufgrund des hohen medizinischen Niveaus in Deutschland weiter anhalten oder sogar zunehmen. Insbesondere Patienten aus den arabischen Ländern und den Staaten der ehemaligen Sowjetunion weisen eine hohe Zuwachsrate auf. Die Behandlung von Patienten aus dem Ausland kann aus Sicht eines Krankenhausbetreibers ein ökonomisch interessantes Zusatzangebot darstellen. Anders als die Erlöse aus der Versorgung inländisch versicherter Patienten unterliegen diese Einnahmen nicht den üblichen Regelungen einer Budgetierung und Begrenzung im Rahmen des DRG-Systems. Manche Kliniken haben sich bereits auf internationale Patienten spezialisiert. Sie bieten teilweise auch spezielle Serviceleistungen an wie z. B. modern ausgestattete Einzelzimmer mit Internetzugang, Fernseh- und Radioprogramm in der Landessprache sowie die Unterbringung der Begleitperson und Unterstützung bei der Regelung der Visa-Formalitäten. Aus Sicht eines Case Managements bringen diese Patienten ganz besondere Herausforderungen mit sich. Einerseits gilt es, sprachliche Barrieren zu überwinden und sich auf andere kulturelle Gepflogenheiten einzulassen. Andererseits kann der hohe Dienstleistungs- und Serviceanspruch seitens der Patienten schnell die Grenzen eines »normalen«, sprich medizinisch ausgerichteten Case Managements erreichen. Auch können ethisch-moralische Konflikte entstehen, wenn es um die Bettenvergabe geht. Sollen bestimmte lukrative Patientengruppen – jenseits eines medizinischen Triage-Systems – gegenüber anderen Gruppen bevorzugt werden? Solche Konflikte gilt es durch klare, ethisch ausgewogene Vorgaben zu vermeiden. Hilfreich kann auch die Unterstützung durch ein hauseigenes, kompetentes Büro (International Office) sein, das den organisatorischen Zusatzaufwand für Case Management, Pflegende und Ärzte so gering wie möglich hält. Ein solches Büro übernimmt dann die Evaluation der angemeldeten Fälle, organisiert Übersetzer und sorgt dafür, dass Patienten nur mit klarem Behandlungskonzept für die stationäre Behandlung angemeldet werden. Stationäre Begebenheiten und Ausstattung werden ebenso im Vorfeld mit den

Patienten besprochen wie die Unterbringung der Begleitpersonen. Auch während des Aufenthalts und im Rahmen der Entlassung übernimmt ein solches Büro die organisatorische Hauptverantwortung und stimmt sich dabei eng mit dem Case Management ab. Die gemeinsame Erstellung eines Behandlungspfades von der Notwendigkeit einer stationären Behandlung bis zur Entlassung, als auch eine monatliche Managementbesprechung unterstützten den Prozess für alle Beteiligten und sorgen für Transparenz. So werden unnötige Reibungsverluste im »normalen« stationären Ablauf weitgehend vermieden.

10.3 Ausbau der elektronischen Patientenakte (epA)

Derzeit werden zunehmend elektronische Patientenakten (epA) in Kliniken verwendet. Diese bilden meist die ehemals in Papierform vorliegenden Formulare ab. Die Vorteile einer elektronischen Patientenakte liegen auf der Hand: Alle Professionen dokumentieren in einem einheitlichen System. Alle Daten über die Erkrankung eines Patienten und dessen Behandlung sind an jedem Arbeitsplatz verfügbar. Auch das Case Management profitiert von den Möglichkeiten, insbesondere z. B. einen elektronischen Assessment-Bogen einzusetzen. Es ist davon auszugehen, dass sich diese digitale Entwicklung weiter fortsetzen wird. In der heutigen Medizin nehmen Anforderungen an eine umfassende Dokumentation stetig zu. Gleichzeitig nimmt auch die Informationsmenge zu. Beispielsweise werden immer mehr Therapiekonzepte interdisziplinär besprochen, durchgeführt und dokumentiert. So nehmen der Datenumfang als auch die Anzahl der Untersuchungen in Bereichen wie Radiologie und Nuklearmedizin zu. Zudem geben die Ergebnisse von komplexen genetischen Untersuchungen in Pathologiebefunden entscheidende Hinweise auf gezielte Therapiestrategien. Mit der umfassenderen Diagnostik nimmt letztlich auch die Komplexität der Erkrankungen zu, was sich ebenfalls auf die Dokumentation auswirkt. Die Dokumentation fungiert als Arbeitsmittel (Gedächtnisstütze), Kommunikations- und Informationsmittel und als Beweissicherung. Sie kann nur ihre Funktionen erfüllen, wenn alle Daten schnell zur Verfügung stehen und transparent dargestellt werden. Zukünftig werden die ePA-Systeme zunehmend mit Steuerungs- und Erinnerungsfunktionen im Sinne eines Workflow-Managements ausgestattet werden. Das Case Management wird dann zukünftig von der elektronischen Patientenakte daran erinnert werden, dass beispielsweise noch der Sozialdienst aktiviert werden muss. Diese Assistenzsysteme werden einerseits helfen, an wichtige Maßnahmen zu denken, andererseits werden sie die patientennahe Arbeit des Case Managements sicher nicht ersetzen können.

10.4 Messinstrumente

Spezifische Messinstrumente, die das Ergebnis (Outcome) der Arbeit des Case Managements messen und darstellen lassen, fehlen bisher. Kennzahlen wie Fallzahlen, Bettenauslastung oder mittlere Verweildauer sind zwar gut verfügbare Parameter und können durch die Einführung vom Case Management positiv beeinflusst werden, sie lassen jedoch kaum Rückschlüsse auf die Qualität des Case Managements zu. Denn dazu wirken sich andere Einflussfaktoren, wie sich ständig wandelnde gesetzliche Rahmenbedingungen oder der medizinische Fortschritt zu stark aus. Die Zufriedenheit von Patienten oder Zuweisern als subjektiv eingeschätzter Parameter hat in den letzten Jahren bereits an strategischem Stellenwert im Krankenhaussektor gewonnen. Um zukünftig Case Management als wichtigen Bestandteil einer Klinik einzuschätzen und zu steuern, wären hier spezifische Befragungsinstrumente wünschenswert. Grundsätzlich bieten einige Unternehmen Patientenbefragungen an, die in regelmäßigen Abständen, z. B. jährlich durchgeführt werden. Häufig erfolgen die Abfragen per Brief und der Patient bleibt anonym. Die Befragungsschwerpunkte betreffen den ärztlichen und pflegerischen Bereich sowie die Themen wie die Zufriedenheit mit den Mahlzeiten und die Sauberkeit der Räumlichkeiten im Krankenhaus. In Anlehnung an die Methodik und den Inhalt etablierter Befragungen wären auch für das Case Management Messinstrumente zu entwickeln. Denn in etablierten Bögen zielen Fragen bisher nur indirekt auf Aspekte des Case Managements. So werden häufig Fragen wie »Wie zufrieden waren Sie mit dem Aufnahmeprozess?« oder »Wie lange mussten Sie warten, bis ein Aufnahmegespräch stattfand?« gestellt, ohne weiter zu unterscheiden, ob das Gespräch mit Arzt, Pflege oder Case Management gemeint ist. Weiterhin wäre die Bewertung des Case Managements auch bei der Befragung der Zuweiser und der internen Mitstreiter im Netzwerk ab-

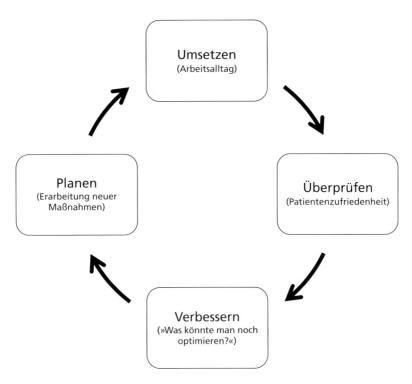

Abb. 10.1: Mithilfe von Messinstrumenten kann sich Case Management kontinuierlich verbessern
Quelle: Eigene Darstellung.

zufragen. Wenn Instrumente zukünftig den Einfluss des Einsatzes von Case Management besser messen und objektivieren, kann dies nur einen positiven Einfluss auf den Vormarsch des Case Managements haben. Vor allem aber kann das Case Management im Sinne eines kontinuierlichen Verbesserungsprozesses aus solchen Befragungsergebnissen lernen und Schwachstellen in den Versorgungsabläufen aufdecken und beheben.

10.5 Personalisierte Medizin

In bestimmten Fachdisziplinen wie der Inneren Medizin (Onkologie und Hämatologie) ist aktuell ein Paradigmenwechsel in der Behandlung von Erkrankungen zu erkennen, der auch Auswirkungen auf die Arbeit des Case Managements haben wird. In Zukunft werden beispielsweise sogenannte »personalisierte« Therapien an Stellenwert gewinnen. Das bedeutet, dass die Therapie gezielter auf die Eigenschaften der Erkrankung des einzelnen Patienten ausgerichtet wird und mit einer stetig steigenden Zahl von neuen und meist kostenintensiven Medikamenten behandelt werden. So erhielten beispielsweise früher nahezu alle Patienten mit metastasiertem Lungenkrebs die gleiche, initiale Chemotherapie, während zukünftig Patient A mit fortgeschrittenem Lungenkrebs ein anderes Medikament erhalten wird als Patient B oder Patient C. Diese Personalisierung ist nur durch aufwendige Untersuchungen des Tumorgewebes möglich. Die Zahl der gemessenen genetischen Veränderungen und Rezeptoren (d. h. Andockstellen für Medikamente) im Tumorgewebe steigt bereits heute kontinuierlich an. Neue Medikamente bringen auch neue, bis dahin unbekannte Nebenwirkungen mit sich, die auch ein Case Management kennen und erkennen sollte. Auch im Bereich der Diagnostik werden zunehmend neuere bildgebende Verfahren wie z. B. PET-MR Einzug finden, deren Grundzüge und Stellenwert einem Case Management bekannt sein sollten. Es ist anzunehmen, dass die Rolle des Case Managements im Rahmen des medizinischen Fortschrittes von wachsender Bedeutung sein wird. Immer mehr Fachdisziplinen müssen im Rahmen der komplexer werdenden Behandlungen zusammengebracht werden, und dies wird eine zentrale Koordination im Sinne eines Case Managements umso mehr erforderlich machen.

10.6 Alternde Gesellschaft

Der demografische Wandel führt zu einem wachsenden Anteil älterer Menschen, die eine medizinische Versorgung im Krankenhaus benötigen. Mit dem zunehmenden Patientenalter nimmt auch die Multimorbidität zu. Das bedeutet, dass ältere Menschen meistens nicht nur an einer Krankheit leiden, sondern gleichzeitig an mehreren, teils chronischen Erkrankungen. Hinzu kommt eine Zunahme von älteren Patienten, deren soziales Netz nur eingeschränkt vorhanden ist. Angehörige sind entweder bereits verstorben oder durch die Berufsbelastung und eigene Familienpflichten zu helfen nicht in der Lage (z. B. Kinder der Patienten), oder schlicht mit der Versorgungslage überfordert. Gleichzeitig ist festzustellen, dass es älteren, alleinstehenden Patienten wesentlich schwerer fällt, sich zu motivieren in ihr alltägliches Umfeld zurückzukehren. Die Folge sind häufigere und längere Krankenhausaufenthalte mit entsprechenden Auswirkungen auf die Patienten wie beispielsweise Trennung von der Alltagswelt mit gewohnter Kontinuität, der Ungewissheit wie es mit der Krankheit weiter gehen wird, bis hin zur Niedergeschlagenheit und Resignation.

Nicht zu unterschätzen ist die Tatsache, dass die außergewöhnliche Belastungssituation eines Krankenhausaufenthalts eine beginnende oder bestehende Demenz verstärken kann. Aus Sicht eines Case Managements gilt es sich auch hier, den sich verändernden Anforderungen zu stellen. Insbesondere die Kommunikation mit geriatrischen Patienten kann beispielsweise durch eingeschränkte Gedächtnisfunktion, Demenz oder Verwirrtheit maßgeblich erschwert sein und besondere Anforderungen stellen. Sind Angehörige vorhanden, so sind diese vom Case Management umso mehr einzubinden und auf dem Laufenden zu halten, da sie gerade in dieser Situation für die älteren Patienten einen wichtigen Rückhalt darstellen. Durch emotionale Unterstützung und Übernahme von Pflegetätigkeiten während des stationären Aufenthalts nehmen Angehörige beispielsweise einen wesentlichen positiven Einfluss auf den Heilungsprozess und die Krankheitsbewältigung. Zum einen sollte das Case Management darauf achten, dass Angehörige mit den Aufgaben nicht überlastet und überfordert werden, zum anderen muss ihnen genug Raum für Fragen und Anliegen gegeben werden. Häufige Fragen betreffen die Art und Weise der Unterstützung für den Patienten, aber auch, welche Hilfe sie selbst bekommen können. Daneben sind auch der weitere Verlauf der Erkrankung und das sensibel zu behandelnde Thema Prognose des Patienten wichtige Aspekte. Im Bereich Assessment durch das Case Management stellt sich die Frage, ob die diagnostizierte Erkrankung überhaupt die Prognose des Patienten bestimmt und somit eine Therapie angebracht ist. Und: Welche Beschwerden wird die Erkrankung im Verlauf verursachen und inwiefern wird sie die Lebensqualität überhaupt einschränken? Zudem muss bei älteren Patienten besonders umsichtig die Frage evaluiert werden, ob die Behandlung wie z. B. eine Chemotherapiegabe mit einer erhöhten Gefahr wie z. B. Toxizität verbunden ist und ob das Risiko dem Nutzen unterliegt. Von hoher Priorität wird für das Case Management neben einem ausführlichen Assessment eine umfassende Prozessbegleitung sein. So sind Einflussfaktoren bezüglich der Entlassungsplanung wie Wohnsituation, Krankheitsstadium, Ziele und Wünsche der Patienten, Unterstützung durch Angehörige und die finanzielle Situation zu berücksichtigen. Ziel für das Case Management und allen an der Behandlung Beteiligten sollte die sichere und gut versorgte Entlassung der Patienten ins häusliche Umfeld sein. Für das Case Management bedeutet dies auch den Umgang mit geriatrischen Assessmentverfahren und deren Instrumenten bzw. Fragenkatalogen und deren versorgungsbezogenen Konsequenzen. Dabei werden Bereiche wie funktioneller Status und Mobilität, Depression, Demenz, Ernährung und soziale Situation evaluiert. Auch die fachliche Weiterbildung zum Thema Geriatrie und die Zusammenarbeit mit weiteren ärztlichen Bereichen wie z. B. geriatrischen Fachärzten werden ein Teil der zukünftigen Herausforderungen sein.

10.7 Netzwerke und Kooperationen

Ein gut funktionierendes Netzwerk ist für die Arbeit im Case Management elementar und setzt eine transparente Kommunikation voraus. Innerhalb der Klinik lässt sich die transparente Kommunikation einfacher verwirklichen, da die Wege kurz und die Kommunikationspartner auch persönlich bekannt sind. Außerhalb der Klinik funktioniert der Informationsaustausch bezüglich Patientendaten und -dokumenten mit den niedergelassenen Ärzten nur unzureichend. Zum Zeitpunkt der stationären Aufnahme des Patienten liegen der Klinik oftmals nicht die wichtigen Befunde und Informationen zu den bisher erfolgten Behandlungsschritten vor. Umgekehrt hat aber auch der Kommunikationsfluss nach externen Schwächen. Nicht selten erhalten die niedergelassenen Ärzte wichtige Informationen und Arztbriefe gar nicht, verspätet oder erst auf Nachfrage. Zudem ist es für externe Zuweiser häufig schwierig, bei Rückfragen den entsprechenden Arzt in der Klink zu erreichen. Zur Optimierung der Zusammenarbeit gehört ein guter Informationsaustausch, um Netzwerkpartner zu binden und neue zu gewinnen. Verschiedene Maßnahmen können hierzu beitragen. Der Arztbrief, der am Entlassungstag verfasst und zeitnah an den niedergelassenen Arzt versendet wird, muss eine hohe und verbindliche Priorität einnehmen. Das persönliche Telefonat zwischen Klinikärzten und niedergelassenen Ärzten ist nicht zu unterschätzen und sollte regelmäßig gepflegt werden. Fachlicher und persönlicher Austausch verlaufen so zügiger und sollten ein fester Bestandteil der »Netzwerkpflege« sein. Die Bildung von Kooperationen mit anderen Kliniken und Praxen sowie die Zentren-Bildung innerhalb als auch außerhalb der Klinik sind Zugewinne für beide Seiten und sollten forciert werden. Hier bieten beispielsweise regelmäßig stattfindende interdisziplinäre Tumorkonferenzen, in denen leitliniengerechte Behandlungspläne festgelegt werden, einen idealen Rahmen zum regelmäßigen Austausch und damit auch zur Kontaktpflege. Da an den Behandlungsprozessen nicht nur der ärztliche Dienst eingebunden ist sondern auch Berufsgruppen aus der Pflege, Psychoonkologie, diagnostischen Abteilungen und dem Case Management, gestaltet sich die direkte Kontaktaufnahme mit anderen Netzwerkpartnern deutlich einfacher. Durch die Zentren-Bildung könnten für das Case Management neue Aufgaben hinzukommen. Behandlungsprozesse und Strukturen müssen reorganisiert werden, interne Wertschöpfungsstrukturen überdacht und Prozessverantwortung für die Patienten übernommen werden. Die Einrichtung von elektronischen Zuweiserportalen als gemeinsame Kommunikationsplattform zwischen den Kliniken und authentifizierten Ärzten würden den Informationsfluss wesentlich verbessern. Weitere Vorteile dieser Kommunikationsplattform zur digitalen Einsichtnahme auf patientenbezogene Daten sind:

- die direkte und aktualisierte elektronische Weitergabe von Behandlungsstatus, Diagnosen und der Therapien,
- die Möglichkeit die freigeschalteten Anteile der Patientenakte einzusehen,
- bessere Zusammenarbeit und Kommunikation zwischen den Kliniken und niedergelassenen Ärzten,
- verbessertes Aufnahme- und Entlassungsmanagement durch frühzeitiges Erhalten von wichtigen Informationen für die prä- und poststationäre Behandlung,
- Arztbriefe stehen am Entlassungstag zur Verfügung.

10.8 Sektorengrenzen überwinden

Wie schon im Kapitel 10.7 beschrieben, sind der Auf- und Ausbau eines externen Netzwerks und die Netzwerkpflege von großer Bedeutung für eine qualitäts- und ergebnisorientierte Behandlung und Anschlussversorgung der Patienten auch über den stationären Aufenthalt hinaus. Trotzdem endet oftmals aufgrund mangelnder Ressourcen und der bestehenden Sektorengrenzen die Arbeit des Case Managements mit der Entlassung eines Patienten. Entstehende Versorgungseinbrüche kurz nach der Entlassung werden bei schlechter Kommunikation mit den ambulanten Versorgern zu spät erkannt. Ein sektorenübergreifendes

Entlassungsmanagement endet nicht bei der Entlassung der Patienten aus dem stationären Bereich, sondern wird fließend fortgesetzt. Dabei wird die Betreuung zwar nicht direkt vom Case Management persönlich zu Hause fortgesetzt, aber es findet kein Versorgungsbruch statt: In Anlehnung an den »Expertenstandard Entlassungsmanagement in der Pflege«, herausgegeben vom Deutschen Netzwerk für Qualitätsentwicklung in der Pflege an der Fachhochschule Osnabrück, sollte spätestens 24 Stunden vor der geplanten Entlassung das Case Management gemeinsam mit dem Patienten und den Angehörigen eine Evaluation der eingeleiteten Maßnahmen durchführen und gegebenenfalls an die aktuelle Bedarfslage modifizieren. Innerhalb von 48 Stunden nach der Entlassung nimmt das Case Management telefonisch Kontakt mit dem Patienten und seinen Angehörigen oder der nachstationären Einrichtung auf und evaluiert die Maßnahmen der Entlassungsplanung. Hierbei wird der Erfolg der Entlassungsplanung überprüft, insbesondere im Hinblick auf den nachstationären Bedarf. Stellt sich dabei heraus, dass sich die Versorgungslage geändert hat, eventuell Hilfsmittel fehlen oder zum Beispiel der angeforderte Pflegedienst nicht regelmäßig kommt, können kurzfristig Maßnahmen eingeleitet werden, um den Betreuungsbedarf zu optimieren. Hierdurch wird eine Versorgungskontinuität über den Krankenhausaufenthalt hinaus gewährleistet. Eine weitere Möglichkeit, einen Versorgungsbruch zu verhindern, ist eine Pflegeberatung, die schon innerhalb des stationären Bereichs angeboten wird. Im Rahmen eines Pflegetrainings für die Angehörigen im Krankenhaus oder auch später bei den Patienten zu Hause werden erforderliche Pflegetechniken erlernt. Die Einführung von sogenannten Überleitungsprojekten bedeutet allerdings anfangs für den Krankenhausträger zusätzliche Personalkosten und für die beteiligten Berufsgruppen eine weitere Schnittstelle, mit der eng kommuniziert werden muss. Anderseits können hierdurch Versorgungseinbrüche und damit stationäre Wiederaufnahmen minimiert werden. Dies kann auch ökonomische Vorteile für das Krankenhaus bringen, da die Rate der sogenannten Fallzusammenlegungen dadurch gesenkt werden kann. Weiterhin ist nicht ausgeschlossen, dass zukünftig das Behandlungsergebnis bei der Erstattung von Behandlungskosten durch die Krankenkassen einen Einfluss haben wird. Ein besonders aufwendiger Ansatz mit entsprechenden Erfolgschancen ist die Implementierung einer Brückenpflege. Beispielhaft ist hier das Augsburger Nachsorgemodell »Bunter Kreis« zu nennen. Der »Bunte Kreis« entwickelte ein bundesweit anerkanntes Nachsorgemodell für erkrankte Kinder und ihre Angehörigen. Kern dieses Modells ist der frühzeitige und fließende Übergang von der Krankenhausbehandlung in die ambulante Betreuung und in die häusliche Versorgung. Grundlage der Nachsorge nach diesem Modell bildet die Methode Case Management. Sie wird auf der Fall- und Systemebene durchgeführt. Ideal ist hier die Begleitung durch das Case Management auch zu Hause, mit Kernzielen wie:

- Aufbau der Selbstversorgungskompetenz,
- Förderung einer ganzheitlichen Bewältigung der Lebenssituation,
- Stabilisierung und Verbesserung der Partizipation am Alltagsleben und Integration in die Gesellschaft.

Das Case Management betreut den Patienten dabei in einem fließenden Prozess von der Aufnahme, während des stationären Aufenthalts und darüber hinaus. Die Arbeit des Case Managements endet bei diesem Ansatz nicht mit der Entlassung, sondern wird in der häuslichen und ambulanten Betreuung fortgesetzt. Dieses Nachsorgemodell ist sicherlich aufwendig und kann nur gezielt bei komplexen Krankenhausaufenthalten eingesetzt werden so z. B. bei Frühgeborenen oder bei Transplantationspatienten nach Organ- oder Stammzelltransplantation. Für die ausgewählten Patienten und ihre Angehörigen ist es allerdings ein sehr hilfreiches und attraktives Angebot, welches unter Umständen eine schnellere Entlassung und ambulante Anbindung ermöglicht, Patienten und Angehörigen bei der Bewältigung der medizinischen Herausforderungen zu Hause Sicherheit vermittelt und letztendlich vermeidbare Krankenhausaufenthalte im Sinne eines Drehtüreffekts verhindert. Zusammenfassend kann man sagen, dass es nur durch eine gute Kommunikation und Kooperation mit allen am Behandlungsprozess Beteiligten gelingt, die Patienten optimal und qualitativ hochwertig zu betreuen. Im Idealfall wird die Kommunikation durch die stationäre Entlassung nicht unterbrochen und die Versorgung entsprechend den Anforderungen angepasst. Ermutigend sind in dieser Hinsicht die Studienergebnisse einer Untersuchung, die im US-Bundesstaat North Carolina bei Patienten mit komplexen chronischen Erkrankungen im Rahmen von Krankenhausaufenthalten durchgeführt wurde. Insgesamt erhielten 13.476 Krankenhauspatienten ein abgestuftes Übergangsmanagement (transitional care). Die Interventionen reichten von telefonischem Kontakt über Patientenfortbildung bis hin zu Hausbesuchen durch sogenannte Care Manager. Das Ergebnis war ermutigend: Die Rate der Wiederaufnahmen innerhalb der ersten 30 Tage nach Entlassung konnte um 20 % gesenkt werden (Health Affairs 2013).

10.9 Case Management-Weiterbildung

An einem Case Manager werden die unterschiedlichsten Anforderungen gestellt. Um ihnen in professioneller Weise gerecht zu werden, benötigt der Case Manager vielfältige Kompetenzen (▶ Kap. 3.4). Ein Teil der Kompetenzen bringt der Case Manager sicherlich aus der persönlichen und beruflichen Erfahrung mit, wie z. B. Lernfähigkeit, Sensibilität, aber auch Kenntnisse in der medizinischen und pflegerischen Versorgungsstruktur. Andere Teile der Kompetenzen, wie beispielsweise Methoden- und Verfahrenskompetenz und die Rollenklarheit als Case Manager sollten in Form einer spezifischen Weiterbildung erworben werden. Seit 2003 gibt es die Weiterbildung »Standards und Richtlinien«, die von der Deutschen Gesellschaft für Care und Case Management (DGCC) aufgebaut wurden. Dieses Zertifizierungssystem dient der Sicherung der Qualität der Aus- und Weiterbildung von Case Managern. In Deutschland nimmt die Bedeutung von Case Management in den letzten zehn Jahren immer mehr zu, und daher gibt es ein vielfältiges Angebot an anerkannten Case Management-Weiterbildungsinstituten. Diese sind im Internet auf der Seite der DGCC (https//www.dgcc.de) zu finden. Aufbau und Inhalte der Weiterbildung sind dort ebenfalls dargestellt. Die vielfältigen Weiterbildungsangebote in Deutschland unterscheiden sich jedoch in ihrer Zulassungsbeschränkung und in ihren Inhalten. So gibt es beispielsweise Ausbildungsinstitute, deren Teilnehmervoraussetzung

ein (Fach-)Hochschulabschluss und mindestens eine einjährige Berufs-
erfahrung oder vergleichbare abgeschlossene pflegerische Ausbildung
ist. An anderen Instituten reicht ein (Fach-)Hochschulabschluss in einer
Einrichtung des Sozial- und Gesundheitswesen aus. Ein Schwachpunkt
der meisten Ausbildungsprogramme ist der fehlende Praxisbezug. An
verschiedenen Ausbildungsinstituten fehlt weiterhin ein Praktikum als
Voraussetzung zur Aufnahme in die Case Management-Weiterbildung
oder in ein entsprechendes Studienprogramm mit dem Modul Case Management. Ein Praktikum sollte vor Aufnahme Pflicht sein, da die praktische Erfahrung in diesem Bereich für die theoretische Weiterbildung
von großer Bedeutung ist. Ähnlich dem Medizinstudium sollte neben
dem Erlernen von theoretischen Kenntnissen auch ein praxis- und pa-
tientenbezogener Teil in die Ausbildung integriert sein. Gerade Weiter-
bildungsteilnehmern, die nicht auf eine praktische Erfahrung zurückgreifen können, würde damit viel Stress genommen. Häufig stellen sich
bei der theoretischen Ausbildung folgende Fragen: »Wie soll ich nun
die Theorie in die Praxis umsetzen?«, »Was ist am Anfang bei der Einführung von Case Management wichtig?« oder »Womit fange ich am
besten an?«. Als positives Beispiel sei hier das Nijmwegener Modell erwähnt. In diesem Studienangebot ist es Zugangsvoraussetzung, dass der
angehende Case Manager bereits berufliche Vorerfahrung mitbringt
und in die Lehrveranstaltung einbringt. Weiterhin wird für das Studium
ein (Fach-)Hochschulabschluss vorausgesetzt.

135

11 Case Management – Mehr als nur ein Strategieentwurf!

Case Management ist ein junges und sich stetig veränderndes Feld. Die Funktion Case Management wird in den letzten Jahren zunehmend populärer und Case Manager werden mittlerweile nicht nur in Krankenhäuser eingesetzt, sondern auch in Arztpraxen, Versicherungen und Krankenkassen, um nur einige Institutionen zu nennen. Diese spannende Funktion gilt es auch in Zukunft weiter zu entfalten und zu formen. So sollten Fragen wie beispielsweise »Welche Tätigkeiten beinhaltet die Funktion Case Management tatsächlich und wer legt diese fest?«, »Gibt es ein einheitliches Verständnis darüber, was Case Management eigentlich ist?« ebenso beantwortet werden wie »Wer entwickelt geeignete Messinstrumente, um die Arbeit des Case Managements zu untermauern?« – um nur einige der noch vielen offenen Fragen zu nennen. Idealerweise wird zukünftig aus der Funktion Case Management ein anerkanntes Berufsbild mit einer geschützten Bezeichnung. Mit diesem Buch möchten wir Impulse geben und jeden Kollegen oder Interessierte dazu motivieren, eigene Ideen zu entwickeln, diese zu teilen und dabei auch auf Bestehendes zurückzugreifen. Gerade der Austausch unter Praktikern sollte sich maßgeblich entwickeln. Vielerorts werden für die tägliche Arbeit hervorragende Instrumente erstellt und eingesetzt. Diese erleichtern nachhaltig die Arbeit in der Praxis und gestaltet die Abläufe transparenter für alle Professionen. Bisher werden kaum Instrumente untereinander ausgetauscht, obwohl erste gute Ansätze für Austauschplattformen im Internet vorhanden sind. Dabei gilt gerade im Gesundheitswesen: Das Rad muss nicht neu erfunden werden. Es gibt in den nächsten Jahren, vor allem wenn sich das Case Management weiter etablieren möchte, sehr viel zu tun.

Autorenverzeichnis

Dr. Jan-Peter Glossmann, MPH ist Internist mit Schwerpunkt Hämatologie und Onkologie. Er begann 1999 als Assistenzarzt an der Klinik I für Innere Medizin an der Uniklinik Köln. Während seines USA-Aufenthaltes von 2003 bis 2005 absolvierte er ein Studium der Gesundheitsökonomie mit Schwerpunkt Health Care Management an der Harvard Universität und erlangte den Abschluss Master of Public Health. Dr. Glossmann ist im Controlling tätig und Kaufmännischer Geschäftsführer des Centrums für integrierte Onkologie an der Uniklinik Köln.

Dr. Jan-Peter Glossmann, MPH
jan-peter.glossmann@uk-koeln.de

Martina Junk ist Fachkrankenschwester für Anästhesie- und Intensivpflege und arbeitet seit 1991 an der Uniklinik Köln. Seit 2005 ist sie Case Managerin der Klinik I für Innere Medizin und absolvierte 2007 erfolgreich die Weiterbildung zur Case Managerin an der Uniklinik Köln (zertifiziert nach den Richtlinien der DGCC).

Martina Junk
Case Management, Medizinische Klinik I
martina.junk@uk-koeln.de

Anja Messing ist examinierte Krankenschwester und arbeitet seit 1998 in der Klinik I für Innere Medizin an der Uniklinik Köln. Seit 2006 ist sie Case Managerin der Klinik I für Innere Medizin und absolvierte 2008 erfolgreich die Weiterbildung zur Case Managerin an der Uniklinik Köln (zertifiziert nach den Richtlinien der DGCC).

Anja Messing
Case Management, Medizinische Klinik I
anja.messing@uk-koeln.de

Literatur

Bostelaar R-A, Pape R (Hrsg.) (2008) Case Management im Krankenhaus Aufsätze zum Kölner Modell in Theorie und Praxis. Hannover: schlütersche

Brinkmann V (Hrsg.) (2009, 2. Auflage) Case Management Organisationsentwicklung und Change Management in Gesundheits- und Sozialunternehmen. Wiesbaden: Gabler

Bühler E (Hrsg.) (2006) Überleitungsmanagement und Integrierte Versorgung. Stuttgart: Kohlhammer

Deutsches Institut für angewandte Pflegeforschung e. V. (Hrsg.) (2004) Überleitung und Case Management in der Pflege. Hannover: schlütersche

Deutsches Netzwerk für Qualitätsentwicklung in der Pflege, Fachhochschule Osnabrück (Hrsg.) (2004) Expertenstandard Entlassungsmanagement in der Pflege

Ewers M, Schaeffer D (Hrsg.) (2005, 2. ergänzende Auflage) Case Management in Theorie und Praxis. Bern: Huber

Greiling M, Muszynski T (Hrsg.) (2006) Pfade zu effizienten Prozessen Prozessgestaltung im Krankenhaus. Kulmbach: Baumann

Health Affairs (2013), 32, no. 8: 1407–1415

Löcherbach P, Klug W, Remmel-Faßbender R, Wendt W-R, (Hrsg.) (2005, 3. Auflage) Case Management Fall- und Systemsteuerung in der sozialen Arbeit. München Basel: reinhardt

Monzer M (Hrsg.) (2013) Case Management Grundlagen. Heidelberg: medhochzwei

Pflegiothek (Hrsg.) (2010) Care und Case Management in der Pflege für die Aus-, Fort- und Weiterbildung. Berlin: Cornelsen

Rapp B (Hrsg.) (2013) Fallmanagement im Krankenhaus. Grundlagen und Praxistipps für erfolgreiche Klinikprozesse. Stuttgart: Kohlhammer

Schwaiberger M (Hrsg.) (2002) Case Management im Krankenhaus. Melsungen: bibliomed

Trost D (Hrsg.) (2004) Verfahrensanweisungen für stationäre Pflegeeinrichtungen. Hannover: schlütersche

von Reibnitz Ch (Hrsg.) (2009) Case Management praktisch und effizient. Heidelberg: Springer

Wendt W, Löcherbach P (2005) Case Management – Fall- und Systemsteuerung in der sozialen Arbeit. München: Ernst Reinhardt Verlag.

Wendt W-R (Hrsg.) (2012) Beratung und Case Management Konzepte und Kompetenzen. Heidelberg: medhochzwei

Register

A

Arbeitsabläufe   16, 45, 48, 89, 101,
   113, 118
Assessment   12, 20, 55 ff., 62,
   64, 68, 75, 84 ff., 99, 124,
   129
Assessmentbogen   39, 56, 62, 68,
   70, 85
Aufnahme   13, 15, 17, 27, 29 f., 35,
   38 f., 44, 49, 51 ff., 67, 77, 90,
   104 f., 108, 113, 119, 130 f., 133,
   135
Aufnahmedruck   93 f.
Aufnahmegespräch   14, 20, 27, 40,
   42, 55 f., 61, 68, 85, 99, 117, 126
Aufnahmekriterien   44, 53, 75 f.
Aufnahmemanagement   16, 27
Aufnahmeprozess   27, 58, 126

B

Behandlungspfad   12, 16, 28, 31,
   45 f., 59, 75, 89 f., 92, 102
Behandlungsprozess   22, 25, 28, 57,
   90, 131, 133
Behandlungsverlauf   28, 45, 55 f.,
   66, 70, 90, 101 f.
Belegungsstatistik   75, 92, 94
Bettenauslastung   92, 94, 125
Bettenkapazität   15 ff., 93
Brückenpflege   133

D

Dienstanweisung   37
Doppeldokumentation   37, 86

E

Entlassung   14 f., 28, 30, 38,
   51, 58, 60, 64 ff., 74, 90,
   93, 95, 104, 106, 111, 114,
   124, 129, 131, 133
Entlassungsmanagement   15, 17,
   23, 28, 41, 58, 103, 113, 119,
   131 f.
Entlassungsplanung   15, 29, 40, 86,
   129, 132
Evaluation   51, 60, 67, 76, 123,
   132

F

Fallbeispiele   12, 51, 61, 104
Fallbesprechungen   19, 42 f.,
   57 f., 66, 74 f., 79, 87 f., 99
Fallebene   99
Fallzahlen   31, 119, 121, 125

G

GAEP Kriterien   76

I

Ist-Analyse   25, 27 ff.

K

Kompetenzprofil   23 f.
Krankenhaus-Informations-System
   (KIS)   29

M

Messinstrumente   125, 136
Monitoring   19, 57, 66, 73 f.

N

Nachsorge   41 f., 133
nachstationäre Versorgung   14,
   117
Netzwerk   31, 36, 75, 77, 87,
   126, 130, 132
Netzwerkdiagramm
Netzwerkpartner   77, 79, 102 f.,
   130
Netzwerkpflege   19, 100, 130 f.

O

Organisationsebene   99, 122

P

Patientenakte   28, 36, 57, 61, 73,
   86, 101, 124 f., 131
Patientenorientierung   24
Personalbedarfsplanung   18
Personalisierte Medizin   127
Professionen   56, 73
Projektleitung   31, 34
Projektplan   31, 46
Prozessbeteiligten   22, 51, 56, 101
psychoonkologische Betreuung   42

R

Regelkreis   51

S

Schnittstelle   15, 40 f., 49, 99 f.,
   114 f., 132
Schnittstellenmanagement   22
Sozialdienst   14 f., 19, 28, 31, 40,
   42, 56, 71, 78, 99, 122, 125
Stammblatt   40, 62 f.

T

Tätigkeitsprofil   22 f.
Terminierung   13, 15, 22, 25, 37,
   49, 53
Terminkalender   36 f., 60
Triage-System   35, 43 f., 53 f., 75 f.,
   123

U

Überleitungsmanagement   14, 28,
   31, 40, 42, 56, 64, 71, 99

V

Verlaufsbogen   56, 75, 84 ff.
Versorgungsaufwand   39, 79
Versorgungsbedarf   22, 42, 56, 64,
   68, 74, 77
Versorgungsbruch   132
Versorgungsmanagement   70
Versorgungsplan   22, 39, 56 f., 62,
   64
Versorgungsprozess   23, 51, 85,
   111
Verweildauer   14, 16 f., 23, 25, 31,
   45, 49, 87, 90, 92, 111 f., 119,
   121, 125

W

Weisungsbefugnis   20 f.
Weiterbildung   129, 134
Wiederaufnahme   15, 29, 55, 111,
   132
Workflow   45

Z

Zuweiser   13, 17, 29 f., 39, 52, 79,
   126, 130
Zuweiserportal   102

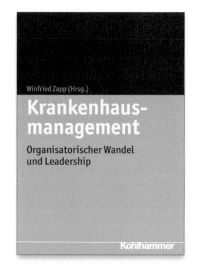